G. Lanzer (Hrsg.)

Plasmaderivate
in der Therapie mit
Blutkomponenten

SpringerWienNewYork

Univ.-Prof. Dr. G. Lanzer
Department für Transfusionsmedizin und Immunhämatologie
Universitätsklinik für Chirurgie, Auenbruggerplatz 29, A-8036 Graz, Österreich

© 1997 Springer-Verlag/Wien
Reprint of the original edition 1997

Satz: Exakta Ges.m.b.H., A-1180 Wien
Druck: Manz, A-1050 Wien
Graphisches Konzept: Ecke Bonk

Gedruckt auf säurefreiem, chlorfrei gebleichtem Papier – TCF
SPIN: 10631463

Mit 10 Abbildungen

ISBN-13: 978-3-211-83016-1   e-ISBN-13: 978-3-7091-6865
DOI: 10.1007/978-3-7091-6865-3
ISBN 978-3-211-83016-1 Springer-Verlag Wien New York

Vorwort

Anwendungsfrequenz und hinsichtlich der Indikationsstellung feststellbarer Anwendungsmodus für „Frisch Gefrorenes Plasma" (GFP, FFP) stehen bisweilen im krassen Gegensatz zu jenem Sicherheitsbedürfnis, das als Konsequenz der Blutkomponentenvermittelten HIV-Übertragungsvorkommnisse bei der Anwendung von Blut und Blutprodukten aufgebaut werden konnte. Durch beträchtliche Ressourcenbindung aus dem Plasmagesamtpool wird durch überproportionale FFP-Anwendung zusätzlich das von der Europäischen Union geförderte Bemühen um die Selbstversorgung Europas mit plasmatischen Hämoderivaten gefährdet.

Im Bemühen um eine bessere Weitergabe diesbezüglicher transfusionsmedizinischer Wissensinhalte an die direkt am Krankenbett tätige und Blutprodukt-anfordernde Kollegenschaft, wurden von der Österreichischen Gesellschaft für Blutgruppenserologie und Transfusionsmedizin einige Symposien zum Thema „Frisch gefrorenes Plasma (FFP) und plasmatische Hämoderivate in der Therapie mit Blutkomponenten" organisiert. Die dabei präsentierten Beiträge werden nunmehr auch in schriftlicher Form zur Verfügung gestellt und als Buch herausgegeben.

Wir hoffen, mit dieser Publikation das allseits angestrebte Sicherheitsbedürfnis bei zunehmend bestehenden Einsparungserfordernissen zu unterstützen und durch eine entsprechende Information bezüglich der tatsächlichen Therapiepotentiale dieser Arzneimittel die indikationskonforme Therapie mit frisch gefrorenem Plasma bzw. plasmatischen Hämoderivaten zu verbessern.

Graz, Mai 1997   **G. Lanzer**

Inhaltsverzeichnis

Lanzer, G.: Frisch gefrorenes Plasma (GFP, FFP) aus
transfusionsmedizinischer Sicht 1

Köhler , M.: Indikationen für frisch gefrorenes Plasma
(FFP) und virusinaktiviertes Humanplasma (VIP) 9

Hellstern, P.: Einsatz von gefrorenem Frischplasma
(GFP) bei Massivtransfusion 21

Muntean, W.: Indikationen für plasmatische
Hämoderivate 29

Sibrowski, W.; Wüllenweber, J.: Infektionsrisiko nach
Therapie mit FFP und plasmatischen Hämoderivaten 41

Zerlauth, G.: Anwendung der PCR zur Erhöhung
der Virussicherheit von Plasmapräparaten 59

Willkommen, H.; Löwer, J.: Sicherheit von Blut und
Blutprodukten – Erfahrungen und Konsequenzen 73

Frisch gefrorenes Plasma (GFP, FFP) aus transfusionsmedizinischer Sicht

G. Lanzer

Department für Transfusionsmedizin und Immunhämatologie,
Landeskrankenhaus Graz – Universitätsklinikum,
Graz, Österreich

Die Möglichkeiten der „Hämotherapie nach Maß" erreichen im Rahmen der Substitutionstherapie mit plasmatischen Hämoderivaten ihre ausgeprägteste Form. Die Durchführung dieser individuell zu adaptierenden Substitutionstherapie stellt an den Therapeuten sehr große diagnostisch/fachliche Anforderungen: pathophysiologische Kenntnisse der Hämostasiologie, große klinische Erfahrung, das Wissen über Möglichkeiten und Grenzen der angewendeten Produkte und die Beachtung der jeweiligen Herstellungscharakteristika bilden die Grundlage für die diesbezügliche therapeutischen Entscheidung. Diesem Beitrag ist nun die Aufgabe gestellt, qualitative Aspekte zum Rohprodukt „Humanplasma" sowie organisatorische Gegebenheiten zur Gewinnung von Frisch Gefrorenem (Fresh Frozen) Plasma (FGP, FFP) darzustellen.

Die FFP-Gewinnung ist einerseits über die Vollblutspende [insgesamt: FFP, FP („Frozen Plasma") ev. noch „Recovered Plasma"] möglich, wobei die, in nationalen und internationalen Richtlinien festgelegten Blutspenderauswahlkriterien Berücksichtigung zu finden haben. Andererseits – und hauptsächlich – erfolgt die FFP-Gewinnung über die Plasmapherese („Source Plasma"), wobei zusätzliche Auswahlkriterien für Apheresespender beachtet werden müssen. Für die Definition als „FFP" ist wesentlich, daß das gewonnene Plasma innerhalb von 6 Stunden nach seiner Abnahme schockgefroren und bei –30°C gelagert wurde. Es ist dann 12 Monate (24 Monate bei –40°C) haltbar, sofern diese Lagerungstemperatur eingehalten worden ist. Eine diesbezügliche Dokumentation (Temperaturaufzeichnung) einschließlich einer entsprechenden Validierung der Kühlzelle sind zwingend vorgeschrieben.

Die fachlich geforderten und gesetzlich verankerten Sicherheitsträger für Blutkomponenten gelten uneingeschränkt auch für FFP und umfassen:

– Spenderauswahl (bereits hier Berücksichtigung des Arzneimittelgesetzes)
– Spende(r)screening (Gute Laborpraxis, GLP)

a) Umfang

b) Qualität
   – GMP(Gute Herstellungspraxis)-konforme Herstellung
   – Virusabreicherung („stabiler" Produkte)
   – strenge Indikationsstellung (Gute Transfusionsmedizinische Praxis, GTMP)

Integrierende Bestandteile dieser Sicherheitsträger sind Qualitätssicherungs-Systeme und eine entsprechende Dokumentation.

Den Richtlinien zur Blutgruppenserologie und Transfusionsmedizin (Bundesministerium für Arbeit, Gesundheit und Soziales) entsprechend sind die Qualitätskriterien an Frisch Gefrorenes Plasma sehr genau definiert. Sie umfassen einerseits Parameter der Infektionsserologie (HIV-1/2-Antikörper, HB_S-Antigen, Anti-HCV-Antikörper, TPHA), GPT/ALAT und für den Bereich Österreich – jetzt und möglicherweise auch in Zukunft isoliert – als „unspezifischen Immunaktivierungsmarker" Neopterin. Zusätzlich werden Mindestkonzentrationen an Faktor VIII: C (> 0,7 IE/ml) und Maximalkonzentrationen an Restzellen (Erythrozyten < 6,0 x 10^9/E, Leukozyten < 0,1 x 10^9/E, Thrombozyten < 25 x 10^9/E) angegeben. Es wird gefordert, die Unversehrtheit des Behältnisses, visuelle Veränderungen des Produktes, sowie das Ablaufdatum dieses Arzneimittels zu beachten.

Für jene transfusionsmedizinischen Einrichtungen, die kein „Source Plasma" produzieren, ist FFP (bzw. FP) nur eine von 3 aus dem Rohprodukt „Vollblut" gewonnenen Blutkomponenten, für deren Herstellung folgende Herstellungsschritte als kritisch zu betrachen sind:

1. Blutabnahme (Aktivierung von Hämostasefaktoren, insbesondere nach Mehrfachpunktionen des Blutspenders)
2. FFP/FP-Präparation (Zellrestkontamination, je nach Zentrifugationsmodus)
3. Einfrierlatenz, Erreichung entsprechender Kerntemperaturen (Aktivitätsabnahme von Gerinnungsfaktoren)
4. Lagerungs- bzw. Transporttemperatur und schließlich auch der
5. Auftaumodus (< 37°C, cave: unkontrollierte „Heißwasser- u./o. Heizkörpermethode").

Qualitätsansprüche an Frisch Gefrorenes Plasma (bzw. auch an FP) sind – als erschwerendes Faktum – wechselnden Betrachtungsweisen unterworfen und widerspiegeln die differierenden Perspektiven von mobilen Sammelstellen, Blutspendezentralen, Blutdepots, Gesetzgebern u./o. Aufsichtsbehörden, der Industrie, „Zwischenhändlern" (= ausschließlich mit Plasmavertrieb befaßte Handelsagenturen), Klinikern, Patienten und deren Angehörigen, Kostenträgern und schließlich – leider nach Bedarf in der Betrachtungsweise wechselnd – der Medien.

Diese inakzeptable „Meinungsvielfalt" wird durch eine Reihe von Einflußmöglichkeiten auf Abläufe in der Blutproduktaufbereitung neutralisiert. Dazu zählen:

– Gesetze (Nationalrat),
– Verordnungen (Ministerebene),
– Erlässe (Beamtenebene) und schließlich
– von (bzw. mit) Fachgremien ausgearbeitete Richtlinien.

Die Umsetzung darin aufgelisteter Inhalte erfolgt hinsichtlich der Sicherheit von labilen und stabilen Blutkomponenten in einer Verantwortlichkeitsteilung zwischen Transfusionsmedizinern, Industrie und – als gleichberechtigter Verantwortungsträger oft vergessen – den Blutkomponentenanwendern.

Die strenge Indikationsstellung durch den Anwender ist unverzichtbar, weil GMP-konforme Blutkomponentenherstellung – isoliert betrachtet und für sich alleine – kein allumfassender Sicherheitsgarant sein kann. Unliebsame Erfahrungen mit Blutkomponenten haben deutlich gemacht, daß trotz GMP-konformer Herstellung die Plasmakontamination des Ausgangsproduktes (z. B. virämisches Fenster etc.) die Virusabreicherungspotenz des Herstellungsprozesses übersteigen kann [mögliche Ursache für Vorkommnisse bei Beriplex[R] (HBV) bzw. PPSP[R]-Biotest (HIV)]. Zudem sind spezielle Abreicherungsverfahren für bestimmte Virusarten ungeeignet [z. B. SD-Verfahren (und andere!) für lipidumhüllte Viren]. Dieser fachliche Hintergrund unterstreicht die Erfordernisse zur Verbesserung des Spende(r)-screenings.

FFP-Beschaffung: Für den Bereich der FFP-Beschaffung ist die Definition der geeigneten Spenderquelle aus Gründen der Sicherheit und der Ökonomie sehr wesentlich. Einen Anhaltspunkt für die Beantwortung dieser Frage erbringt das theoretische Infektionspotential (IP)von Plasma, wie es von M.B. Rodell (1993) errechnet wurde:

$$IP = \frac{N1}{N2} \times \frac{V1}{V2} \times \frac{W}{52}$$

Wobei N1 die Serokonversionsrate bei Mehrfachspendern im zeitlich/ quantitativen Zusammenhang bedeutet, N2 die Zahl der Mehrfachspender insgesamt umfaßt, V1 die Plasmapoolgröße in Litern bezeichnet, V2 das mittlere Spendevolumen definiert und W die durchschnittliche Dauer des „diagnostischen Fensters" berücksichtigt.

Anhand dieser Formel wurden Vergleiche des theoretischen Infektionspotentials für HIV-1 für den Bereich USA für 1993 errechnet: Sie ergaben für „Source-Plasma" (durchschnittliches Spendenvolumen 0,738 Liter) einen Zahlenwert von 0,102, für das aus Vollblut gewonnene Plasma (durchschnittliches Spendevolumen 0,250 Liter) demgegenüber jedoch 0,332. Zu dieser deutlichen Aussage hinsichtlich der Sicherheitsverbesserung durch die Betonung der „Source-Plasma"-Beschaffungs-Organisation kommt der Quantitätsvergleich in der Aufbringung von „Vollblutplasma" (FFP/FP/" ev. Recovered-") zu „Source-Plasma":

Die durchschnittliche Spendefrequenz beträgt für Vollblutspender 1,5 pro Jahr, für den Plasmapheresespender hingegen 15 mal jährlich (für dieses Beispiel der unterste durchschnittliche Zahlenwert genommen), woraus sich ein Quantitätsvergleich von 0,375 : 11,07 Liter pro Jahr und Spender ableitet. Diese Kenndaten erscheinen für die – im EU-Bereich – ins Auge gefaßte Selbstversorgung als sehr wesentlich.

Vorgenannte Berechnungen und ergänzende Erfahrungen beeinflussen die Trends im Rahmen der Blut- u./o. Plasmaaufbringung: Dabei sind eine qualitative und quantitative Erweiterung der Spende(r)screeningverfahren zur Einbringung größtmöglich nicht kontaminierter Poolanteile, sowie die Favorisierung aufwandsentschädigter aber darüber hinaus unbezahlter Plasmaspender vorrangig zu erwähnen. Diese Trends umreißen klare Aufgabengebiete zukünftiger Gesundheitspolitik, weil angesichts ständig wachsender Anforderungen auch klar zum Ausdruck kommen sollte, wer diese Mehraufwände letztlich bezahlen soll (muß?). In diesem Zusammenhang muß – zugegebenermaßen als offensichtlich utopische Träumerei – auf mögliche Aufgaben der Medien hingewiesen werden, die – fernab tagespolitischer Lokalinteressen – den Blutspender nicht weiter diskriminieren dürften, sondern wesentliche Hilfestellung geben könnten, wenn sie – wie erforderlich – den Blut- und Plasmaspender medienpolitisch, gesundheitspolitisch und gesellschaftspolitisch „hofieren" würden. Damit könnte auch zum Angstabbau für behandelte Patienten beigetragen werden, die den diversen Gazetten derzeit nur negative Aspekte im Zusammenhang mit Blut und Blutprodukten entnehmen können.

Auf die Verantwortlichkeit des Blutkomponentenanwenders durch strenge Indikationsstellung wurde bereits hingewiesen, wobei für den speziellen Fall der FFP-Anwendung bereits die Beachtung der Volumenproblematik sehr wesentlich wäre und zahlreiche Fälle an Ressourcenverschwendung verhindern könnte:

Eine internationale Einheit (IE) an Gerinnungsfaktor bzw. – Inhibitor ist jene Aktivität dieses Faktors in einem ml FFP (1 IE/ml). Soll ein Aktivitätsanstieg von (z. B.) 1 % des Gerinnungsfaktors/Inhibitors erreicht werden, ist eine Dosierung von 1 IE/kg Körpergewicht erforderlich. Aus diesen Kenndaten wird deutlich, daß die übliche Initialdosis (15 ml/kg Körpergewicht) bei einem 70 kg schweren Patienten 1050 ml = 5 Einheiten á 220 ml ausmachen würde. Deutlicher wird das Problem bei Vorrechnung eines Standardtherapiezieles einer 50%-Faktorenanhebung:

Hier wären für einen 70 kg schweren Patienten *3500 ml* (= 16 Einheiten FFP) in Raschinfusion erforderlich (die notwendige Wiederholungstherapie exklusive).

Die dargestellten Dosierungsrichtlinien sind im klinischen Alltag kaum umzusetzen. Die diesbezüglichen Meinungsverschiedenheiten zwischen Anwendern (zumeist Anästhesiologen) und Transfusionsmedizinern sind offensichtlich sehr weitreichend und nicht aus schulmeisterlicher Besserwisserei sondern als Beispiel für die Mehrheit der Anwendungen genommen, sei hier die Anwendungsstatistik für FFP im Bereich des Departments für Transfusionsmedizin und Immunhämatologie Graz (= Verteilungsbereich der Ergebnisse der ersten Grazer Konsensuskonferenz 1993, Lanzer, 1994) dargestellt (Abb. 1): Aus diesen Ergebnissen geht sehr deutlich hervor, daß der Schwerpunkt der Anfor-

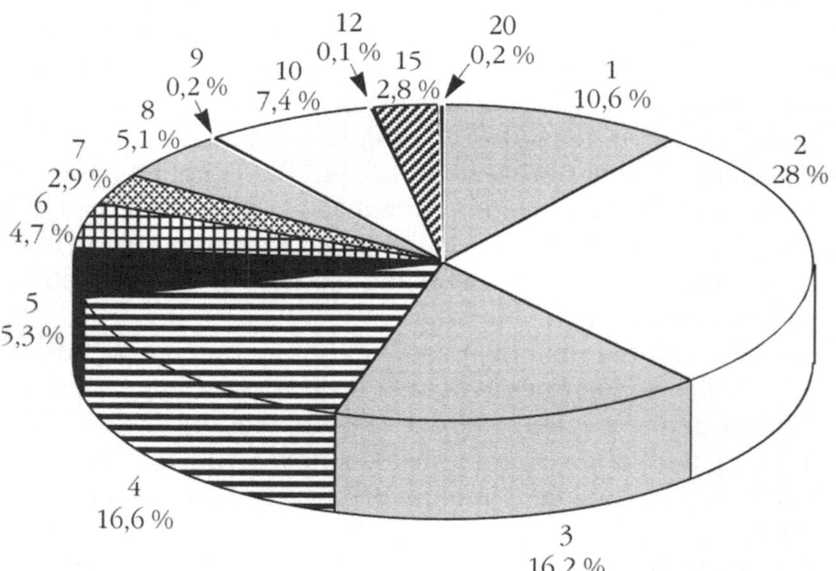

Abb. 1. Aufschlüsselung der FFP-Anforderungen nach Einheiten (1996, n = 945)

derungen bei 1–4 Einheiten pro Verschreibung liegt und sich daher der Verdacht auf eine mehrheitlich ausgeprägt unterdosierte bzw. nicht indikationsentsprechende Anwendung dieses Arzneimittels aufdrängt.

Als zusätzlich beachtenswerte Faktoren für die (mancherorts immer noch diskutierte) Anwendung von nicht industriell virusabgereichertem Plasma sind anzuführen:

Inter-/Intraindividuelle Variationsbreiten in der Konzentration des bereitgestellten Produktes (Faktor VIII: C Referenzbereich: 0,6–1,4 U/ml), Aktivitätszustände von Gerinnungsfaktoren (VIIa, Va), Zellkontamination (kritische immunogene Leukozytenbeladung, CILL) und als zusätzlich besonders beachtenswerter Punkt die fehlende Virusabreicherung (daher Quarantänelagerung ab 1. Jänner 1995 zwingend vorgeschrieben, logistisch jedoch nur mit sehr großem Aufwand umzusetzen).

Jede posttransfusionelle Reaktion ist sehr bedauerlich, posttransfusionelle Todesfälle sind menschliche und medizinische Katastrophen, deren Verhinderung unser oberstes Anliegen zu sein hat. Dennoch ist es unzulässig, die von der Laienpresse getragenen Hysteriewellen zuzulassen und dazu muß im Bewußtsein unserer verantwortungsvollen Tätigkeit abschließend gesagt werden:

3 von 10.000 Blutkomponentenempfängern (USA) erkranken an einer schwerwiegenden oder tödlichen transfusionsinduzierten Erkrankung; Demgegenüber sterben 6 von 1000 hospitalisierten Patienten an nebensächlichen und vermeidbaren Ursachen ohne Zusammenhang mit ihrer Grundkrankheit (Dodd, 1992). Die Anwendung von Blut- und Blutprodukten hat aus sehr wohl definierter, teilweise vitaler Indikation zu erfolgen. Durch ungerechtfertigte Überbetonung des hierbei noch verbleibenden Restrisikos wird völlig in Vergessenheit gerückt, welch großer Anteil Blut- und Blutprodukten am Fortschritt der modernen Medizin tatsächlich zukommt.

Literatur

Dodd RY (1992) The risk of transfusion-transmitted infection. N Engl J Med 327: 419–420

Lanzer G (Hrsg) (1994) Transfusionsmedizinische Therapiekonzepte zur Blutkomponentensubstitution. 1. Grazer Konsensustagung „Transfusionsmedizin" der Österreichischen Gesellschaft für Blutgruppenserologie und Transfusionsmedizin. Springer, Wien New York

Rodell MB (1993) Collection of source material from remunerated donors. In: Brown F (ed) Virol safety aspects of plasma derivatives. Dev Biol Stand 81: 57–64

Korrespondenz: Univ.-Prof. Dr. G. Lanzer, Department für Transfusionsmedizin und Immunhämatologie, Landeskrankenhaus Graz – Universitätsklinikum, Auenbruggerplatz 3, A-8036 Graz, Österreich

Indikationen für frisch gefrorenes Plasma (FFP) und virusinaktiviertes Humanplasma (VIP)

M. Köhler

Abteilung Transfusionsmedizin, Universitätsklinikum Göttingen, Bundesrepublik Deutschland

Einleitung

FFP ist das am häufigsten angewandte Plasmapräparat in der Klinik, obwohl vielfach davon ausgegangen wird, daß die Indikation oft nicht streng genug gestellt wird (u.a. Jones, 1987). Seit Januar 1995 ist in Deutschland, wie in anderen europäischen Ländern, nur noch virusinaktiviertes Plasma (VIP) oder Quarantäne-Humanplasma im Verkehr. VIP ist als Solvent/Detergent-VIP (SD) und als Methylenblau-photoxidiertes Plasma (MB) vorhanden. Da durch diese Maßnahme ein deutlich vermindertes Infektionsrisiko für HIV und Hepatitis angenommen wird, stellt sich die Frage, ob ein erweitertes Indikationsgebiet für diese neuen Präparate vorliegt (Übersicht bei Wieding et al., 1993).

In den Guidelines des Council of Europe (Council of Europe, 1992) wird das Einsatzgebiet wie folgt gesehen:

„Fresh frozen plasma may be used in coagulation disorders, particularly in those clinical situations in which a multiple coagulation deficit exists. It contains all labile factors plus all stable clotting factors“.

In der für Deutschland gültigen Monografie „Gefrorenes Frischplasma“ werden die Anwendungsgebiete wie folgt definiert:

*„– Gefrorenes Frischplasma enthält außer den Gerinnungs-
faktoren auch deren Inhibitoren. Das Präparat ist vor allem
bei Blutungsneigungen aufgrund komplexer Störungen des
Hämostasesystems einzusetzen. Im Vordergrund stehen Verdünnungskoagulopathien im Rahmen der Massivtransfusion
und die disseminierte intravasale Gerinnung.*
*– Frischplasma kann zur Notfallsubstitution bei allen Koagu-
lopathien eingesetzt werden. Da z.Zt. keine hochkonzentrier-
ten Präparate der Blutgerinnungsfaktoren V und XI verfügbar sind, kann zu ihrer Substitution GFP eingesetzt werden."*
(Monografie Gefrorenes Frischplasma, 1989).

Anläßlich der 1. Österreichischen Konsensuskonferenz wurden
diese Indikationsgebiete akzeptiert und anerkannt (Lanzer et al.,
1993). Empfehlungen, die ein größeres Indikationsgebiet vor-
schlagen (z.B. NIH Consensus Conference, 1985; British Committee for Standards in Haematology, 1992), und FFP als Alter-
native zu Faktorenkonzentraten ansehen, erscheinen als nicht
zeitgemäß, da die Infektionssicherheit von virusinaktivierten
Faktorenkonzentraten derzeit noch höher als die von FFP (auch
VIP) eingeschätzt wird, und außerdem mit FFP bei schweren
Mangelzuständen nur ein begrenzter Ausgleich der Hämostase
möglich ist.

Die Indikationen für FFP und VIP stellen sich 1997 wie folgt dar:

Angeborene, monofaktorielle Hämostasestörungen

Faktor V-Mangel

Faktor V (FV) hat ein MG von ca. 330.000 D, die Plasmakonzen-
tration beträgt ca. 4 bis 14 µg/ml. Faktor V zirkuliert zu ca. 80%
im Plasma, zu ca. 20% in Thrombozyten. Faktor V wird durch
Thrombin in Va aktiviert (positive Rückkopplung), andererseits
aktiviert Thrombin auch Protein C, welches seinerseits aktivierten Faktor V inaktiviert (negative Rückkopplung). Eine Mutation
von Faktor V kann daher eine Blutungsneigung, ähnlich der
Hämophilie, als auch eine Thromboseneigung (Faktor V- Leiden,

Resistenz gegenüber aktiviertem Protein C), hervorrufen (Bertina et al., 1994; Dahlbäck und Hildebrand, 1994).

Es steht bislang kein FV-Konzentrat zur Verfügung, so daß FFP das einzige Präparat zur Behandlung des Faktor V-Mangels ist. Es gelten hierbei die allgemeinen Regeln der Hämophilie-Behandlung. Bei einem Teil der Patienten mit FV-Mangel wurde eine verlängerte Blutungszeit bestimmt. Die Halbwertszeit von FV wurde mit 4,5–36 h bestimmt. Als kritische Schwelle im Rahmen von Operationen werden 20–30% Aktivität der Norm (0,2–0,3 U/ml) angegeben (Übersicht: Colman et al., 1994). Oft ist es schwierig, diese FV-Spiegel im Plasma zu erhalten, da erhebliche Mengen an FFP erforderlich sind (siehe Abb. 1). Bei Hypervolämie muß daher gelegentlich die Substitutionstherapie in Form einer Plasmaaustauschbehandlung durchgeführt werden. Auch SD-Plasma wurde erfolgreich zur Substitutionstherapie bei FV-Mangel eingesetzt (Pehta et al., 1992).

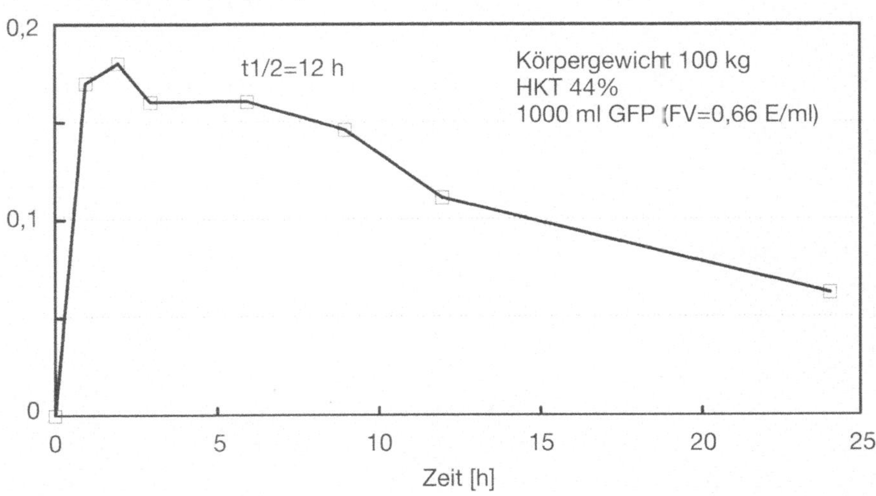

Abb. 1. Faktor V-Aktivität nach Substitution eines Patienten mit schwerem FV-Mangel (FV< 0,01 E/ml) mit 1000 ml FFP. Die Aktivität direkt nach Substitution betrug 0,18 E/ml (18% der Norm)

                    M. Köhler

Faktor XI-Mangel

Bislang wurde der FXI-Mangel in der Regel mit FFP behandelt. Faktor XI ist ein gamma-Globulin mit einem MG von 175.000 D, der Plasmaspiegel beträgt 2µg bis 7 µg/ml. Der angeborene FXI-Mangel, Rosenthal's Syndrome, ist in Europa sehr selten, bei Ashkenazi-Juden häufig (Heterozygote 5,5–11%, homozygote 0,1–0,3%). Schwere Spontanblutungen sind selten, Nachblutungen, u.v.a. nach Zahnextraktionen, Tonsillektomien, etc., häufig. Es besteht eine sehr schlechte Korrelation des klinischen Schweregrades mit der laboranalytischen FXI-Aktivität. Therapeutisch wird FFP benutzt, Zielwerte von 20% bis 30% d.N.(entspricht 0,2–0,3 U/ml) perioperativ werden angestrebt (Übersicht: Colman et al., 1994). Auch hier besteht das Problem der hohen Dosen, die erforderlich sind, um einen ausreichenden FXI-Spiegel zu erreichen (siehe Abb. 2).

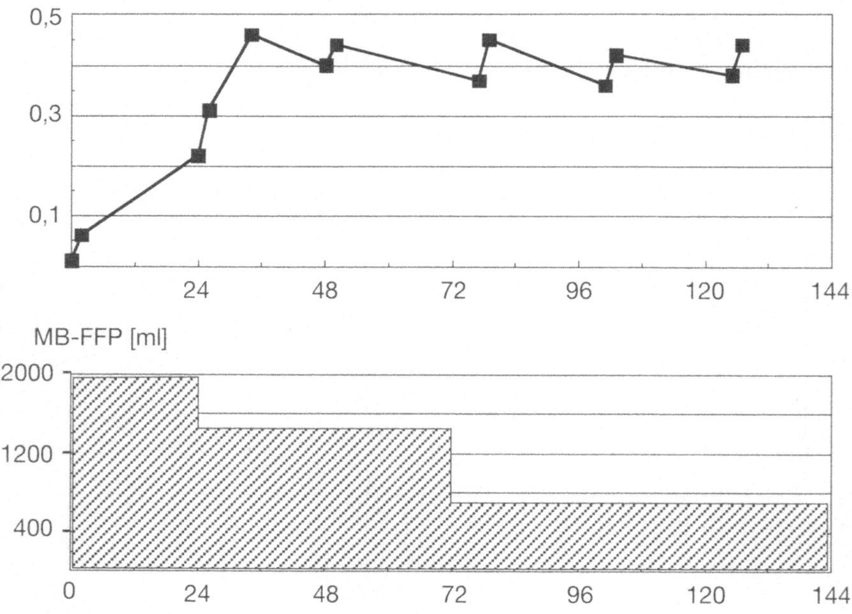

Abb. 2. Faktor XI-Aktivität (oberer Teil) nach Substition mit Methylenblau-photoxidierten virus-inaktivierten Plasma zur perioperativen Blutungsverhütung (nach Wieding et al., 1995a). Dem Patienten wurden innerhalb von 6 Tagen insgesamt 29 Einheiten MB-VIP transfundiert

SD-Plasma ist ebenfalls erfolgreich zur Verhütung und Behandlung von Blutungen bei angeborenem FXI-Mangel eingesetzt worden (Pehta et al., 1992; Inbal et al., 1993).

Mittlerweile ist ein virusinaktiviertes FXI-Konzentrat in Erprobung, das FFP wahrscheinlich ablösen wird (Bolton-Maggs et al., 1992). Allerdings sind nach Anwendung von FXI-Konzentrat auch Verbrauchskoagulopathien beobachtet worden, so daß weiterhin FFP als Standardtherapeutikum bei FXI-Mangel angesehen werden muß (Mannucci et al., 1994). Möglicherweise kann in Einzelfällen Desmopressin als alternatives Therapeutikum eingesetzt werden (Castaman et al., 1996).

Purpura fulminans

Die Purpura fulminans, ein akutes Krankheitsbild des Neugeborenen, hervorgerufen durch einen homozygoten Protein C Mangel, kann ebenfalls mit FFP behandelt werden. Klinisch ist dieses Krankheitsbild durch eine Thromboseneigung, mit akutem Gefäßverschluß der zu Hautnekrosen des Neugeborenen führt, charakterisiert. In der letzten Empfehlung des ICTH-Subcommittees werden 8–12 ml/kg FFP alle 12 Stunden empfohlen. Die Protein C-Spiegel liegen damit zwischen 15 und 32% bzw. 4–10% 12h nach Gabe (Marlar et al., 1989). Alternativ können auch PPSB-Präparate mit bekanntem, hohen Protein C/S Gehalt verwendet werden. Ein Protein C-Konzentrat ist ebenfalls in klinischer Erprobung und wird wahrscheinlich FFP in dieser Indikation ablösen.

Erworbene, komplexe, multifaktorielle Hämostasestörungen

Verdünnungs-Koagulopathie (VK)/Massivtransfusion (MT)

Die Verdünnungskoagulopathie entsteht, wenn ein Blutverlust durch Volumenersatzmittel ausgeglichen wird, die Plasmaproteine werden verdünnt, gleichsam „ausgewaschen" (siehe Abb. 3).

Bei der Massivtransfusion besteht zusätzlich zur Verdünnungskoagulopathie eine Störung der Thrombozytenfunktion. Beide
Krankheitsbilder können mit FFP behandelt werden, wobei oft
auch eine zusätzliche Indikation für Faktorenkonzentrate gegeben ist, insbesonders da bei volumenausgeglichenen Patienten die
Hämostaseaktivität nur begrenzt angehoben werden kann, da
die Gefahr der Hypervolämie durch Plasmasubstitution besteht.
Auch daher sind an den meisten Kliniken Schemata zur Stufen-
therapie bei Operation und Bluttransfusion in Gebrauch, wie
z. B. das „Berner", „Linzer-" und „Ulmer-"Schema, um eine klinisch
relevante Verdünnungskoagulopathie zu behandeln und zu ver-
meiden. Diese sind auf den Plasmagehalt der an dem entsprechenden Klinikum verfügbaren Erythrozytenkonzentrate und der
klinischen Erfahrung ausgelegt (Blauhut und Lundsgaard-Hansen,
1988; Glück et al., 1986). Allerdings sind die kritischen Schwellen der Restaktivität einzelner Hämostasefaktoren, ab denen eine
Indikation für FFP besteht, in den Schemata unterschiedlich. Es
ist aber anzumerken, daß diese kritischen Schwellen nicht durch

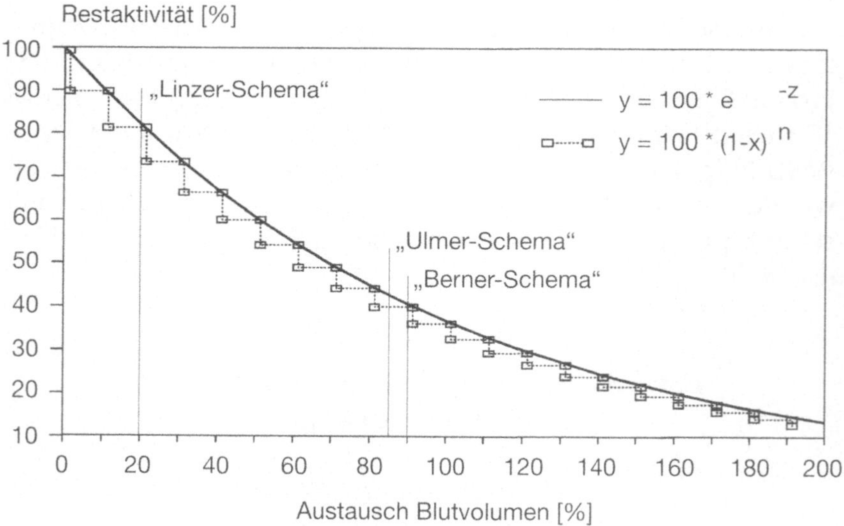

Abb. 3. Auswaschkurve aller Plasmaproteine (Ordinate Restaktivität
in % der Ausgangsaktivität) bezogen auf den Blutverlust (Abszisse Blutverlust in % des Ausgangsblutvolumens). Eingetragen sind weiterhin
   die verschiedenen Schwellen, ab denen FFP substituiert wird

prospektive Studien gesichert sind. Vielmehr muß bezweifelt werden, ob diese Stufentherapien Blutungen oder Übertransfusionen verhüten können (Mannucci et al.,1982). Bei einer Transfusionsmenge von weniger als 10 Einheiten Erythrozytenkonzentrat ist die prophylaktische Gabe von FFP nicht angezeigt. Auch VIP scheint zur Behandlung von Verdünnungskoagulopathien geeignet zu sein (Übersicht bei Wieding et al., 1993, 1995b; Köhler und Wieding, 1994).

Leberinsuffizienz

Beim blutenden oder blutungsgefährdeten Patienten mit Leberinsuffizienz gilt FFP als Mittel der Wahl (Egbring und Seitz, 1990), so werden Dosierungen von 10–20 ml/kg KG FFF empfohlen. Auch hier ist auf die Volumenproblematik hinzuweisen, so daß gerade bei diesen Patienten auch oft Faktorenkonzentrate benötigt werden (Mannucci et al., 1976), z. B. im Rahmen der Lebertransplantation. Häufig besteht auch bei diesen Patienten eine (kompensierte) DIC, weiterhin muß auch auf die erhöhte Heparinempfindlichkeit (langsamere Elimination von Heparin bei Lebererkrankung) hingewiesen werden.

Disseminierte intravasale Gerinnung (DIC)

Es ist nahezu banal darauf hinzuweisen, daß die primäre Therapie der DIC die Behandlung der Grundkrankheit, die zur DIC führt, ist (Übersicht bei Müller-Berghaus, 1989). Da die primäre Sequenz meist die Aktivierung der Gerinnung, das heißt die Förderung der Fibrinbildung, ist, wird die Hemmung dieser Aktivierung vor Gabe von gerinnungsfördernden Arzneimitteln, wozu auch Thrombozytenkonzentrate und FFP gehören, gefordert. Die Gerinnungshemmung mit Heparin wird häufig durchgeführt, ist aber wenig belegt (Baglin, 1996). Mittlerweile ist die Gabe von Antithrombin-III-Konzentrat (Blauhut et al., 1982, 1985; Vinazzer, 1987; Fourier et al., 1993; Baudo et al., 1995; Lamy et al., 1996) die am besten belegte Therapie der Hämostasestörung bei DIC und septischem Schock. Eine Indikation für FFP wird nur dann noch gesehen, wenn Blutungen auftreten oder der Patient durch seinen klinischen Zustand stark blutungsgefährdet ist (z. B. Operation und DIC) (Baglin, 1996).

Mikroangiopatische, hämolytische Anämien (MHA)

Die MHA, zu denen u.v.a. das Hämolytisch-Urämische Syndrom (HUS), die Thrombotisch-Thrombozytopenische-Purpura (TTP), und auch das HELLP-Syndrom gehören, scheinen pathophysiologisch ähnliche Syndrome mit Hämolyse und thrombotischem Gefäßverschluß zu sein. Als (Mit-)Ursache werden Stoffe, die eine Thrombozytenaggregation auslösen bzw. unterhalten oder das Fehlen von endogenen Hemmstoffen, angenommen. Möglicherweise spielen hochmolekulare vWF-Multimere eine pathogenetisch wichtige Rolle, die zur vermehrten Adhäsion von Thrombozyten an Gefäßwänden und damit Thrombosen führen. Die Plasma-Austauschbehandlung hat daher ihren Ansatz in der Detoxifikation einerseits und der Substitution eines fehlenden, noch nicht identifizierten Plasmafaktors. Klinisch hat sich der Austausch mit FFP bewährt (Martin et al., 1990; Bell et al., 1991; Moake, 1991; Rock et al., 1991). Möglicherweise ist ein Austausch mit SD-behandeltem Plasma besonders günstig, da nicht nur die Infektionsgefährdung reduziert wird, sondern auch diesem Plasma die höchstmolekularen vWF-Multimere fehlen (Budde und Drewke, 1993; Moake et al., 1994).

Zusammenfassung und Ausblick

Gefrorenes Frischplasma, auch als Quarantäneplasma oder virusinaktiviertes (MB oder SD) Plasma hat ein gesichertes Indikationsspektrum, sowohl bei angeborenen als auch bei erworbenen Hämostasestörungen. Die angeborenen Hämostasestörungen, für die FFP benötigt wird, sind insgesamt sehr selten, das meiste FFP wird zur Behandlung einer Verdünnungskoagulopathie gebraucht. Die neuen, virusinaktivierten Präparate scheinen, nach den vorliegenden Daten, nativem FFP nicht unterlegen zu sein, allerdings muß dies noch weiter durch prospektive, kontrollierte Studien erhärtet werden. Leider wird, zumindest in Deutschland, zu häufig eine Indikation für FFP gesehen und bei gegebener Indikation häufig unterdosiert, so daß die Patienten möglicherweise vermeidbaren Transfusionsrisiken ausgesetzt werden. In diesem Zusammenhang muß auch auf die Chargendokumentationspflicht für FFP hingewiesen werden (Brandstätter und Röse, 1995). Neben der klinischen Prüfung der neuen VIP müssen daher auch wissenschaftlich begründete Therapieschemata, besonders für die Verdünnungskoagulopathie, neu erarbeitet und überprüft werden.

Literatur

Baglin T (1996) Disseminated intravascular coagulation: diagnosis and treatment. Br Med J 312: 683–687

Baudo F, Caimi TM, deCataldo F, Ravizza A, Casella G, Palareti G, Legnani C, Ridolfio L, Biagi R, D'Angelo A, Crippa L, Giudice D, Gallioli E (1995) Antithrombin III (ATIII) replacement therapy in patients with sepsis and/or post surgical complications requiring hemodynamic and/or respiratory support: a controlled, double blind, randomized multicenter study (abstract). Thromb Haemostas 73: 1425

Bell WR, Brain HD, Ness PM, Kickler TS (1991) Improved survival in thrombotic thrombocytopenic purpura-hemolytic uremic syndrome. N Engl J Med 325: 398–403

Bertina RM, Koeleman BPC, Koster T et al. (1994) Mutation in blood coagulation factor V associated with resistance to activated protein C. Nature 369: 64–67

Blauhut B, Lundsgaard-Hansen P (1988) Akuter Blutverlust und Verbrennungen in der operativen Medizin. In: Mueller-Eckhardt C (Hrsg) Transfusionsmedizin. Springer, Berlin Heidelberg New York Tokyo

Blauhut B, Necek S, Vinazzer H, Bergmann H (1982) Substitution therapy with an antithrombin III concentrate in shock and DIC. Thromb Res 27: 271–278

Blauhut B, Kramar H, Vinazzer H, Bergmann H (1985) Substitution of antithrombin III in shock and DIC: a randomized study. Thromb Res 39: 81–89

Bolton-Maggs PHB, Wensley RT, Kernoff PBA, Kasper CK, Winkelman L, Lane RS, Smith JK (1992) Production and use of a factor XI concentrate from plasma. Thromb Haemostas 67: 314–319

Brandstätter W, Röse W (1995) Gefrorenes Frischplasma. In: Vorstand und Wissenschaftlicher Beirat der Bundesärztekammer (Hrsg) Leit-

linien zur Therapie mit Blutkomponenten und Plasmaderivaten.
Deutscher Ärzte-Verlag, Köln, S 53–65

British Committee for Standards in Haematology, Working Party of the
Blood Transfusion Task Force (1992) Guidelines for the use of fresh
frozen plasma. Transfusion Med 2: 57–63

Budde U, Drewke E (1993) Veränderungen der von Willebrand Faktor
Multimere in Plasmaprodukten (Abstract). Infusionsther Transfusionsmed 20 [Suppl 3]: 50

Bundesgesundheitsamt (1989) Bekanntmachung über die Zulassung
und Registrierung von Arzneimitteln. Monografie: Gefrorenes Frischplasma (GFP). Bundesanzeiger 182: 4571–4572

Consensus Conference (1985) Fresh-frozen plasma. JAMA 253: 551–553

Colman RW, Hirsh J, Marder VJ, Salzman EW (1994) Haemostasis and
thrombosis. Basic principles and clinical practice, 3rd edn. JB Lip-
pincott, Philadelphia

Council of Europe (1992) Guide to the preparation, use and quality assurance of blood components. Strasbourg

Dahlbäck B, Hildebrand B (1994) Inherited resistance to activated protein C is corrected by anticoagulant cofactor activity found to be a
property of factor V. Proc Natl Acad Sci USA 91: 1396–1400

Egbring R, Seitz R (1990) Improved prognosis of fulminant hepatic failure (FHF) after plasma derivative replacement therapy. Enhanced
proteolysis of hemostatic proteins confirmed by proteinase-inhibitor
complexes determination. Z Gastroenterol 28: 104–109

Fourier F, Chopin C, Huart JJ, Runge I, Caron C, Goudemand J (1993)
Double blind, placebo controlled trial of antithrombin III concentrates
in septic shock and disseminated intravascular coagulation. Chest
104: 882–888

Glück D, Kubanek B, Ahnefeld FW (1986) Die Therapie mit Blutkomponenten. Voraussetzungen, Indikationen und klinische Anwendung. Infusionsther 13: 240–249

Inbal A, Epstein O, Blickstein D et al. (1993) Evaluation of solvent/deter-
gent-treated plasma in the management of patients with hereditary and
acquired coagulation disorders. Blood Coagul Fibrinolysis 4: 509–604

Jones J (1987) Abuse of fresh frozen plasma [Editorial]. Br Med J 295: 287

Köhler M (1994) Frisch geforenes Plasma (FFP): Indikationsrichtlinien.
In: Lanzer G, Höcker P, Köhler M, Mayr WR (Hrsg) Transfusions-
medizinische Therapiekonzepte zur Blutkomponentensubstitution.
Springer, Wien New York, S 430–436

Köhler M, Wieding JU (1994) Virusinaktiviertes Plasma. Infusionsther
Transfusionsmed 21 [Suppl 1]: 73–76

Lamy M, Eisele B, Keinecke HO, Delvos U, Thijs LG (1996) Bennett D
(ed) Antithrombin III in patients with severe sepsis. A randomized

placebo controlled double blind multicenter study. In: Proceedings of the 9th European Congress on Intensive Care Medicine. Monduzzi Editore, Bologna, pp 385–390

Mannucci PM, Franchi F, Dioguardi N (1976) Correction of abnormal coagulation in chronic liver disease by combined use of fresh-frozen plasma and prothrombin complex concentrates. Lancet ii: 542–545

Mannucci P M, Federici AB, Sirchia G (1982) Hemostasis testing during massive blood replacement. A study of 172 cases. Vox Sang 42: 113–123

Mannucci PM, Bauer KA, Santagostino E, Faioni E, Barzegar S, Coppola R, Rosenberg RD (1994) Activation of the coagulation cascade after infusion of a factor XI concentrate in congenitally deficient patients. Blood 84: 1314–1319

Marlar RA, Montgomery RR, Broekmans AW (1989) Report on the diagnosis and treatment of homozygous protein C deficiency. Thromb Haemostas 61: 529–531

Martin JN, Files JC, Blake PG et al. (1990) Plasma exchange for pre-eclampsia. Am J Obstet Gynecol 162: 126–137

Moake J L (1991) TTP-Desperation, empiricism, progress (Editorial). N Engl J Med 325: 426–428

Moake J, Chintagumpala M, Turner N, McPherson P, Nolasco L, Steuber C, Santiago-Borrero P, Horowitz M, Pehta J (1994) Solvent/detergent treated plasma suppresses shear-induced platelet aggregation and prevents episodes of thrombotic thrombocytopenic purpura. Blood 84: 490–497

Mueller-Berghaus G (1989) Pathophysiological and biochemical events in disseminated intravascular coagulation: dysregulation of procoagulant and anticoagulant pathways. Semin Thromb Hemost 15: 58–87

Pehta J, Sellers P, Horowitz M (1992) Clinical studies with S/D plasma in congenital factor deficient patients [Abstract]. Transfusion 32 [Suppl]: 51

Rock GA, Shumak KH, Buskard NA, Blanchette VS et al. and the Canadian Apheresis Study Group (1991) Comparison of plasma exchange with plasma infusion in the treatment of thrombotic thrombocytopenic purpura. N Engl J Med 325: 393–397

Vinazzer H (1987) Clinical use of antithrombin III concentrates. Vox Sang 53: 193–198

Wieding JU, Hellstern P, Köhler M (1993) Inactivation of viruses in fresh-frozen plasma. Ann Haematol 67: 259–266

Wieding JU, Unterhalt M, Köhler M (1995a) Accumulation and clearance of methylene blue/light -photooxidized fibrinogen after transfusion of virus-inactivated plasma (Abstract). Ann Hematol 70 (S 1): A84

Wieding JU, Niehues A, Rathgeber J, Zenker D, Pohl U, Köhler M
(1995b) Interim report on a prospective, randomized, controlled clinical study on the efficacy and tolerance of methylene blue/light ver-
sus solvent/detergent virus-inactivated plasma (Abstract). Ann Hematol 70 (S 1): A90

Korrespondenz: Univ.-Prof. Dr. M. Köhler, Abteilung Transfusionsmedizin, Universitätsklinikum Göttingen, Robert-Koch-Straße 40,
D-37075 Göttingen, Bundesrepublik Deutschland

Einsatz von gefrorenem Frischplasma (GFP) bei Massivtransfusion

P. Hellstern

Institut für Transfusionsmedizin und Immunhämatologie,
Klinikum der Stadt Ludwigshafen am Rhein,
Bundesrepublik Deutschland

GFP kam erstmals während des 2. Weltkrieges im größeren Umfang zum Einsatz. Ein lyophilisiertes Präparat diente als Volumenersatzmittel. Bereits damals fiel auf, daß viele Empfänger von GFP an infektiöser Hepatitis erkrankten. Die Karriere von GFP als reines Volumenersatzmittel hätte eigentlich beendet sein müssen, als kurz nach Ende des 2. Weltkrieges Albumin zur Verfügung stand, das mittels Cohn-Fraktionierung aus Plasma hergestellt werden konnte. Insbesondere in den späten siebziger und in den frühen achtziger Jahren stieg der Verbrauch von GFP sprunghaft an, und überwiegend wurde es als Volumenersatzmittel eingesetzt. Dieses Problem ist nach wie vor aktuell. Heute, nachdem zur Vermeidung von Virusinfektionen virusinaktiviertes Plasma oder quarantänegelagertes Plasma eingesetzt werden muß, ist Plasma das mit Abstand teuerste Volumenersatzmittel. Quarantänegelagertes oder virusinaktiviertes Plasma ist bei vergleichbarer Dosis um 60 bis 100 Prozent teurer als das zweitteuerste Volumenersatzmittel Humanalbumin. Eine Untersuchung des Instituts für Gesundheits- und Systemforschung Kiel hat im Auftrag des Bundesministeriums für Gesundheit den GFP-Verbrauch 1991 in Deutschland im Vergleich zu den Ländern Großbritannien, Niederlande und Schweden ermittelt. Es zeigte sich, daß der GFP-Verbrauch in Deutschland (und in Schweden) mehr als doppelt so hoch ist wie in den Niederlanden und etwa viermal höher als in Großbritannien (Kyburg und Schädlich, 1993). Um eine regionale Selbstversorgung mit Plasma zu erreichen, sollen nun alle Anstrengungen unternommen werden, den GFP-Verbrauch zu reduzieren.

Im Folgenden soll eine Übersicht über die vorliegenden Untersuchungen zur Wirksamkeit von GFP bei Massivtransfusion bzw. Verdünnungskoagulopathie gegeben werden. Es wird versucht, die vorliegenden Studien kritisch zu würdigen und Wege aufzuzeigen, wie GFP bei Massivtransfusionen sinnvoll eingesetzt werden kann.

Bereits sehr früh konnte gezeigt werden, daß Blutungen im Zusammenhang mit Massivtransfusion nicht in erster Linie durch Koagulopathien, sondern durch Thrombozytopenien und Thrombozytopathien hervorgerufen werden (Miller et al., 1971). Von anderen wurde eine enge Korrelation zwischen Thrombozytenabfall einerseits und Anzahl transfundierter Blutkonserven andererseits gefunden (Counts et al., 1979). In der gleichen Studie wurde wiederum eine schwache Korrelation zwischen Faktor V- und Faktor VIII-Spiegel einerseits und der Anzahl transfundierter Konserven andererseits beobachtet. In einer prospektiven Studie war die Sensitivität und Prädiktivität von Quickwert und PTT für Blutungen niedrig (Wilson et al., 1971). 1982 fand Sherman (1982) eine hohe Prädiktivität der Blutungszeit für Blutungen bei Patienten, die massiv transfundiert werden mußten. Die Blutungszeit ist ein Screeningtest zur Erfassung von Thrombozytopenien und Thrombozytopathien.

1982 führten Mannucci et al. (1982) eine Studie an 172 Patienten mit Massivtransfusion durch. Zur Erythrozytensubstitution wurden Vollblut oder Erythrozytenkonzentrate verwendet. Im Gesamtkollektiv fand sich keine Korrelation zwischen Quick und PTT einerseits und der Anzahl transfundierter Blutkonserven andererseits. Eine Untergruppe von Patienten ohne Koagulopathien zeigte jedoch eine signifikante Korrelation zwischen Quickwert und Thrombozytenzahl einerseits und Anzahl transfundierter Konserven andererseits. Der Beginn des Quick- und Thrombozytenabfalls war nach 5 bis 9 Konserven zu beobachten. Deutliche, ausgeprägte Abfälle dieser Parameter zeigten sich nach 15 bis 20 Konserven. 66 der 172 Patienten erhielten 1 Einheit GFP pro

3 Einheiten Vollblut (VB) oder Erythrozytenkonzentrat (EK). Das Ergebnis wurde mit demjenigen bei 64 Patienten verglichen, die nur VB oder EK erhielten. Es fand sich kein Unterschied im Bedarf an VB oder EK, und überraschend waren PTT, Thrombinzeit und Fibrinogen häufiger in der GFP-Gruppe abnormal.

Die einzige Studie, die eindeutig eine Wirksamkeit von GFP bei Patienten mit traumatisch-hämorrhagischem Schock festgestellt hat, ist eine Untersuchung von Hehne et al. (1979). Die Arbeitsgruppe behandelte 25 Patienten mit traumatisch-hämorrhagischem Schock mit GFP, nachdem eine zweistündige konventionelle Schocktheraphie mit Plasmaexpandern, EK und kristalloiden Lösungen vergeblich war. Die Einzeldosis betrug 800 bis 1000 ml. Die Autoren beobachteten einen deutlichen Anstieg von Fibrinogen, Faktor II, V und VII sowie eine Unterbrechung des Thrombozytenabfalls. Auch klinisch wurde eine Besserung bei den Patienten beobachtet.

Eine wichtige Untersuchung zur Notwendigkeit der Substitution mit GFP bei Koagulopathien wurde von McVay und Toy (1991) durchgeführt. Ausgewertet wurden 608 Pleura- und Peritonealpunktionen, die ohne prophylaktische Gabe von GFP bei Patienten mit „leichten" Gerinnungsstörungen durchgeführt wurden. Als „leichte" Gerinnungsstörung wurde definiert ein Quickwert bis 22 %, eine PTT bis 60 sec. sowie eine Thrombozytenzahl zwischen 50.000 und 99.000 µl. Transfusionsbedürftige Blutungen wurden in 0,2 % der Fälle beobachtet. Es bestand keine Korrelation zwischen Hb-Abfall und Ergebnis der Gerinnungsuntersuchung. Hb-Abfälle waren jedoch signifikant höher bei hohen Kreatininwerten. Diese Untersuchung zeigt, daß eine prophylaktische Gabe von GFP vor invasiven Eingriffen bei Patienten mit Gerinnungsstörungen nur bei sehr ausgeprägten Verminderungen der Aktivitäten von Gerinnungsfaktoren notwendig ist.

Faßt man die Ergebnisse der vorliegenden Studien zusammen, so kann folgendes festgestellt werden:

- schwache Korrelation zwischen Quickwert und PTT einerseits und Anzahl transfundierter Blutkonserven andererseits;
- häufigste Blutungsursache: Thrombozytopenie/-pathie. Hier besteht eine enge Korrelation zwischen Blutungszeit und Anzahl der transfundierten Konserven;

- der Vorhersagewert von Quickwert und PTT für Blutungen ist
  gering;
- die schematisierte Gabe von GFP im Verhältnis zu EK von 1:1
  bis 1:3 ist ohne klinischen Effekt und
- Studien, die einen Effekt von GFP gezeigt haben, verwendeten hohe Einzeldosen (mindestens 800 ml), die schnell infundiert wurden.

An den vorliegenden Studien muß jedoch Kritik geübt werden.
Die meisten Studien wurden zu einer Zeit durchgeführt, als überwiegend Vollblutkonserven zur Erythrozytensubstitution verwendet wurden. Im Plasma der gelagerten Vollblutkonserven
sind alle Aktivitäten von Gerinnungsfaktoren ausreichend hoch
vorhanden, mit Ausnahme von Faktor V, Faktor VIII und Faktor
XI. Die hämostaseologischen Laboruntersuchungen waren
schlecht validiert und standardisiert. Auch heute noch bestehen
erheblich unterschiedliche Sensitivitäten von Reagenzien bei der
Erfassung von Gerinnungsfaktorenaktivitäten, und Referenz-
bereiche der verschiedenen Reagenzien sind sehr unterschiedlich.
Bis heute sind die hämostatisch wirksamen Mindestspiegel von
Gerinnungsfaktorenaktivitäten schlecht abgesichert. Zumeist wird
nicht unterschieden, ob es sich um Patienten im „steady state"
oder blutende Patienten handelt. In diesem Zusammenhang ist es
sehr wichtig, die Blutungslokalisation zu berücksichtigen. So
beträgt z. B. der hämostatisch wirksame Faktor VIII-Mindest-
spiegel im Rahmen einer Zahnextraktion ca. 20 %, im Rahmen
einer cerebralen Blutung jedoch 80 %–100 %.

Im Folgenden soll versucht werden, Lösungsmöglichkeiten
zur Reduktion des zweifellos zu hohen GFP-Verbrauchs aufgrund
unkritischen Einsatzes zu skizzieren. GFP wird zu ca. 70 % in der
operativen Medizin und zu ca. 30 % in der inneren Medizin angewendet. In der inneren Medizin wird der größte Teil (ca. 80 %)
bei Patienten mit Leberzirrhose verbraucht. Mehrere Studien
konnten zeigen, daß eine Reduktion des GFP-Verbrauchs durch
klinikinterne Aufklärungsprogramme und Erziehungsprogram-
me möglich ist.

Solomon et al. (1988) verglichen den GFP-Verbrauch vor und
nach Einführung eines Erziehungs- und Aufklärungsprogramms,
wobei die Indikationen für GFP entsprechend den NIH-Kriterien

festgelegt wurden. Sie beobachteten eine Verminderung des Verbrauchs um 52 %, während der EK-Verbrauch im gleichen Beobachtungszeitraum als Folge höherer OP-Zahlen um 17 % anstieg.

In einer ähnlichen Untersuchung beobachteten Barnette et al. (1990) einen Rückgang von Behandlungsfällen mit GFP von 32 pro 2077 Patienten auf 18 pro 2540 Patienten. Der prozentuale Anteil akzeptabler Indikationen für GFP stieg von 47 % im Kontrollzeitraum auf 78 % im Beobachtungszeitraum. Akzeptable Indikationen für GFP waren eine vermutete Koagulopathie plus Blutung, eine dokumentierte Koagulopathie plus Blutung und dokumentierte Koagulopathie ohne Blutung.

In einer retrospektiven Untersuchung überprüften Mozes et al. (1989) die Indikationen zur Transfusion von GFP. Als sichere Indikationen für GFP wurden vorgegeben eine Gerinnungsstörung mit manifester Blutung, eine präoperative Gerinnungsstörung sowie Massivtransfusion. Massivtransfusion wurde definiert als der Austausch von mehr als einem Blutvolumen innerhalb mehrerer Stunden. 84 % der GFP-Transfusionen erwiesen sich retrospektiv als nicht indiziert.

Rosen et al. (1993) untersuchten prospektiv den GFP-Verbrauch nach Modifikation der Transfusionspraktiken nach nationalen Standards an einem 1.020-Betten-Haus. Über einen Zeitraum von 3 Jahren reduzierte sich der GFP-Verbrauch um 9,4 %. Der bescheidene Erfolg ist dadurch zu erklären, daß immer noch sehr großzügige Indikationen für GFP festgelegt wurden.

Im Rahmen von Aufklärungsprogrammen erscheint es wichtig, den Klinikern folgendes beizubringen: 1 ml GFP enthält ca. 1 Einheit an Gerinnungsfaktoren und Inhibitoren. Diese Aktivitäten sind in S/D-Plasma um ca. 10 bis 20 Prozent geringer. Sollen nun bei einem Patienten mit einem Körpergewicht von 70 kg Faktoren- und Inhibitoren-Spiegel um 20 % angehoben werden, so sind ca. 1.400 ml GFP notwendig, entsprechend 5 bis 7 Einheiten. In diesem Zusammenhang sollten immer wieder die folgenden Fragen gestellt werden: Würden Sie einem Erwachsenen mit Cumarinblutung 500 Einheiten PPSB als Einzeldosis geben, oder einem Patienten mit akuter disseminierter intravasculärer Gerinnung (DIC) 500 Einheiten Antithrombin III-Konzentrat als Einzeldosis? Hieraus läßt sich zwangsläufig ableiten, daß bei Erwachsenen jede Einzeldosis GFP unter 3 Einheiten sinnlos ist.

Aufgrund der Ergebnisse vorliegender Studien, deren kritischer Würdigung sowie aufgrund von Gesichtspunkten der Praktikabilität läßt sich folgende Vorgehensweise bei Massivtransfusion ableiten:

GFP ist nicht indiziert, wenn der Quickwert über 50 % ist. Andere gerinnungsphysiologische Screeninguntersuchungen sind weniger brauchbar, insbesondere die PTT. Diese ist z. B. im Gegensatz zu dem Quickwert stark heparinabhängig. Wenn ein Quickwert nicht rechtzeitig verfügbar ist, sollte bei Erwachsenen GFP nicht vor Applikation von 8 Einheiten EK gegeben werden. In diesem Zusammenhang ist jedoch der Zeitbedarf für die Bereitstellung von GFP zu beachten (Transport, Auftauen). Die Einzeldosis GFP sollte nicht unter 4 Einheiten betragen, entsprechend 800 bis 1000 ml. GFP sollte schnell infundiert werden. Selbstverständlich muß gleichzeitig mit den Gerinnungswerten die Bestimmung der Thrombozytenzahl angefordert werden, um die häufige Thrombozytopenie zu erkennen. Insbesondere bei OP mit Herz-Lungenmaschine, aber auch bei anderen Zustandsbildern, die häufig mit einer Thrombozytopathie einhergehen, sollte auch an eine Thrombozytopathie gedacht werden, die ausschließlich mit der Blutungszeit rasch erfaßt werden kann.

Als Anhaltspunkt für einen kritischen oder unkritischen Verbrauch von GFP an Kliniken kann folgende Anhaltszahl dienen: das Verhältnis von EK zu GFP sollte möglichst hoch sein. Ein Verhältnis unter 3:1 ist eine deutlicher Hinweis für einen unrationellen Einsatz von GFP(Ausnahme: Kliniken mit hoher Zahl an Lebertransplantationen).

Literatur

Barnette RE, Fish DJ, Eisenstaedt RS (1990) Modification of fresh-frozen plasma transfusion practices through educational intervention. Transfusion 30: 253–257

Counts RB, Haisch C, Simon TL, Maxwell NG, Heimbach DM, Carrico CJ (1997) Hemostasis in massively transfused trauma patients. Ann Surg 190: 91–99

Hehne HJ, Nyman HB, Burri H, Wolff GL (1997) Management of bleeding disorders in traumatic-hemorrhagic shock states with deep frozen fresh plasma. Eur J Intens Care Med 2: 157–161

Kyburg LC, Schädlich PK (1993) Untersuchung zur Selbstversorgung der Bundesrepublik Deutschland mit Blut und Blutprodukten im Vergleich zur Situation bei drei ausgewählten Ländern (Schweden, Niederlande, Großbritannien) unter besonderer Berücksichtigung des Therapiestandards in der Bundesrepublik Deutschland. Schriftenreihe des Instituts für Gesundheits-System-Forschung Kiel, Bd 40

Mannucci PM, Frederici AB, Sirchia G (1982) Hemostasis testing during massive blood replacement. A study of 172 cases. Vox Sang 42: 113–123

McVay PA, Toy PTCY (1991) Lack of increased bleeding after paracentesis and thoracentesis in patients with mild coagulation abnormalities. Transfusion 31: 164–171

Miller RD, Robbins TO, Tong MJ, Barton SL (1971) Coagulation defects associated with massive blood transfusions. Ann Surg 174: 794–801

Mozes B, Epstein M, Ben-Bassat I, Modan B, Halkin H (1989) Evaluation of the appropriateness of blood and blood product transfusion using preset criteria. Transfusion 29: 473–476

Rosen NR, Bates LH, Herod G (1993) Transfusion therapy: improved patient care and resource utilization. Transfusion 29: 473–476

Sherman LA (1982) DIC in massive transfusion. Prog Clin Biol Res 108: 171–189

Solomon R, Clifford JS, Gutman SI (1988) The use of laboratory intervention to stem the flow of fresh-frozen plasma. Am J Clin Pathol 89: 518–521

Wilson RF, Mammen E, Walt AJ (1971) Eight years experience with massive blood transfsusions. J Trauma 11: 275–285

Korrespondenz: Univ.-Prof. Dr. P. Hellstern, Institut für Transfusionsmedizin und Immunhämatologie, Klinikum der Stadt Ludwigshafen am Rhein, Bremserstraße 79, D-67063 Ludwigshafen, Bundesrepublik Deutschland

Indikationen für plasmatische Hämoderivate

W. Muntean

Universitätsklinik für Kinder- und Jugendheilkunde,
Graz, Österreich

Einleitung

Die großen Fortschritte bei der Bereitstellung einer großen Zahl unterschiedlicher Blutkomponenten durch die transfusionsmedizinischen Dienste verlangen auch vom behandelnden Arzt eine genaue Kenntnis nicht nur der Wirkungen, sondern auch der Nebenwirkungen und potentiellen Risken der einzelnen Blutkomponenten. Eine ungezielte „breite" Anwendung von Blutkomponenten ist nicht nur wenig effektiv, sondern erhöht auch das Risiko durch die Blutkomponententherapie. Die Richtlinien einer modernen Blutkomponententherapie verlangen unter einer gesicherten Indikation nach Abwägen des zu erwartenden Nutzens gegen das mögliche Risiko die Anwendung einer möglichst spezifischen Blutkomponente. Zwei Beispiele sollen Nutzen und Risken demonstrieren:

Fallbeispiel 1: Ein drei Jahre altes Kind mit akuter lymphatischer Leukämie in Remission entwickelte eine interstitielle Pneumonie mit unbeatembarem ARDS, weswegen es 19 Tage lang mittels extrakorporaler Membranoxygenierung behandelt werden mußte. Im Rahmen dieser Behandlung war die tägliche Gabe von Erythrozytenkonzentrat, Thrombozytenkonzentrat und FFP notwendig. 14 Tage nach erfolgreicher Dekanülierung von der extrakorporalen Membranoxygenierung entwickelte das Kind eine letale CMV-Enzephalitis.

Fallbeispiel 2: Ein 10 Jahre altes Mädchen in Reinduktionstherapie bei akuter lymphatischer Leukämie entwickelte unter Asparaginasetherapie als typische Nebenwirkung eine Hypofibrinogenämie von 60 mg/dl. Es erfolgte darauf die Gabe von FFP 10 ml/kg, was einen Anstieg von Fibrinogen von 60 mg/dl auf 80 mg/dl zufolge hatte.

Im ersten Fall hat die moderne Blutkomponententherapie die Durchführung des extrakorporalen Verfahrens erst ermöglicht. Die Gabe großer Mengen verschiedener Blutkomponenten war in diesem Fall unumgänglich. Als Spätfolge dieser indizierten Blutkomponentengabe ist das Kind aber an einer CMV-Infektion verstorben. Hingegen war im zweiten Fall die Substitution von FFP zum Anheben von Fibrinogen schlicht falsch. Der Anstieg um 20 mg/dl hat keinen signifikanten Einfluß auf die Blutungsneigung. Die Substitution wäre sehr viel besser durch Fibrinogenkonzentrat erfolgt, da durch das Konzentrat mit einem geringen Volumen ein signifikanter Fibrinogenanstieg zu erreichen gewesen wäre und die Risken durch die Gabe eines virusinaktivierten Konzentrates sehr viel geringer gewesen wären.

Die Entwicklung von Gerinnungsfaktorenkonzentraten hat in vielen Bereichen erst eine gezielte spezifische Therapie angeborener und erworbener Hämostasestörungen ermöglicht. Gerinnungsfaktorenkonzentrate werden derzeit zum größten Teil aus humanem Plasma gewonnen, einige gentechnologisch erzeugte Konzentrate (Faktor VIII, Faktor VIIa) befinden sich aber bereits in klinischer Anwendung. Faktorenkonzentrate haben gegenüber fresh frozen Plasma offensichtliche Vorteile. Das geringe notwendige Volumen zur Substitution erlaubt vor allem bei angeboren defizienten Patienten und gut definierten erworbenen Defizienzen eine gezielte Substitution in ausreichender Menge, wie sie durch Gabe von fresh frozen Plasma nicht erreichbar ist. Bislang entscheidender Vorteil von Gerinnungsfaktorenkonzentraten gegenüber fresh frozen Plasma war die Tatsache der Virusinaktivierung der Konzentrate, die Frage der Virusinaktivierung von FFP wird an anderer Stelle besprochen. Ebenso wird die

Frage der Virussicherheit der einzelnen Inaktivierungsverfahren an anderer Stelle ausführlich besprochen. Gerinnungsfaktorenkonzentrate sind aber nicht für alle Faktoren verfügbar, ein weiterer nicht zu vernachlässigender Nachteil der Faktorenkonzentrate sind die hohen Kosten.

Neben dem Infektionsrisiko bestehen bei Gabe von Gerinnungsfaktorenkonzentraten noch eine Reihe anderer Risken: Immunologische Veränderungen werden nicht nur durch die Übertragung von Viren hervorgerufen, sie finden sich vor allem bei kongenital defizienten Patienten mit Dauersubstitution. Die schwerwiegendste Komplikation in diesem Zusammenhang ist das Auftreten von Antikörpern, die zu einer Hemmung der Aktivität eines bestimmten Gerinnungsfaktors führen, wiederum am häufigsten bei kongenital defizienten Patienten mit wiederholter Substitution. In Zusammenhang mit den zu beobachtenden immunologischen Veränderungen zu sehen ist die Übertragung unerwünschter Proteine durch Faktorenkonzentrate. Schließlich können bestimmte Faktorenkonzentrate zu einer unerwünschten Aktivierung des Gerinnungssystems mit Thrombosen und disseminierter intravasaler Gerinnung führen.

Im folgenden wird versucht, eine kurze Übersicht über die derzeit in Verwendung stehenden Gerinnungsfaktorenkonzentrate in Hinsicht auf ihre Indikationen und Risiken zu geben.

Fibrinogenkonzentrat

Der seltene angeborene Fibrinogenmangel und einige Formen der Dys- und Hypofibrinogenämie sind mit einer starken Blutungsneigung verbunden. Akute Blutungen oder operative Eingriffe stellen eine sichere Indikation zur Substitution mit Konzentrat bei diesen Patienten dar.

Auch ein erworbener Mangel von Fibrinogen unter etwa 100 mg/dl bei Verbrauch in Blutungen oder Exsudate, bei der Verbrauchskoagulopathie bei disseminierter intravasaler Gerinnung ruft beim Bestehen von frischen Wunden eine deutliche Blutungsneigung hervor und stellt eine Indikation zur Substitution dar. Eine Erniedrigung von Fibrinogen findet sich regelmäßig auch unter Asparaginase-Therapie, sie ist aber begleitet von einer Erniedrigung des Antithrombin III, unter Asparaginase-Therapie wurden sowohl Blutungen als auch thrombotische Komplikationen beschrieben. Die Komplikationen sind insgesamt eher selten, der Nutzen einer prophylaktischen Substitution ist nicht schlüssig gezeigt, eine Substitution mag aber bei einigen Patienten sinnvoll sein (Leone et al., 1993; Zaunschirm und Muntean, 1986).

Prothrombinkomplex-Konzentrat, sogenannter „aktivierter Prothrombinkomplex", „Factor VIII Inhibitor Bypassing Activity, FEIBA", Faktor IX-Konzentrat, Faktor VII-Konzentrat, aktiviertes Faktor VII-Konzentrat

Prothrombinkomplex-Konzentrate waren bislang eindeutig indiziert bei angeborenem Mangel eines der Faktoren des Prothrombinkomplexes, zahlenmäßig am wichtigsten daher bei Hämophilie B. Durch Prothrombinkomplex-Konzentrate kann eine unerwünschte Aktivierung des Gerinnungssystems erfolgen, insbesondere bei Einschränkung der Leberfunktion. Das Auftreten von thrombotischen Komplikationen wurde auch bei kongenital defizienten Patienten nach Gabe von Prothrombinkomplex-Konzentraten beschrieben (Blatt et al., 1974; Kingdon et al., 1975; Marassi et al., 1978). Faktor IX Hochkonzentrate sind weniger thrombogen und sollten daher bei der Substitution von Hämophilie B-Patienten gegenüber den Prothrombinkomplex-Konzentraten bevorzugt werden (Hultin, 1979; MacGregor et al., 1991; Mannuci et al., 1990). Zur Substitution der seltenen Faktor VII-Mangelpatienten steht Faktor VII-Hochkonzentrat zur Verfügung. Prothrombinkomplex-Konzentrate wurden auch zur Substitution bei homozygotem Protein C-Mangel verwendet, da sie auch Protein C in unterschiedlicher Menge enthalten. Mit der Entwicklung von Protein C-Konzentraten entfällt auch diese Indikation für Prothrombinkomplex-Konzentrate.

Eine erworbene Erniedrigung der Prothrombinkomplexaktivität findet sich beim Vitamin K-Mangel und bei einer Syntheseeinschränkung der Leber. Bei Vitamin K-Mangel oder Markumarisierung wird nur ausnahmsweise in hoch akuten Situationen, wie z. B. bei einer Hirnblutung, eine Substitution mit Prothrombinkomplex-Konzentrat indiziert sein, in aller Regel wird der Aktivitätsanstieg nach Vitamin K-Gabe rasch genug erfolgen. Eine Substitution mit Prothrombinkomplex-Konzentrat bei einer Hepatopathie ist nur sinnvoll bei manifester Blutung oder bei operativen Eingriffen. Eine Dauersubstitution ist auf Grund der kurzen Halbwertszeit des Faktors VII nicht praktikabel. Zudem sollte bedacht werden, daß die Prognose der Lebererkrankung durch die Therapie der Gerinnungsstörung in den allermeisten Fällen nicht zu beeinflussen ist. Hingegen können Prothrombinkomplex-Konzentrate, wie oben erwähnt, gerade bei Hepatopathie zu unerwünschten Übergerinnbarkeitsphänomenen führen, auch wird durch Prothrombinkomplex-Konzentrate nur ein Teil der durch die geschädigte Leber vermindert produzierten Gerinnungsfaktoren substituiert, wobei gerade für die Faktoren des Prothrombinkomplexes in den meisten Fällen nicht besonders hohe Spiegel angestrebt werden müssen.

Die sogenannten aktivierten Prothrombinkomplexkonzentrate, FEIBA und aktivierter Faktor VII haben ihre Indikation bei der Behandlung von Hemmkörperpatienten, sie wurden sowohl bei der Behandlung akuter Blutungen als auch zur Hemmkörpersuppression bei Patienten mit Hämophilie A und B sowie Faktor V-Mangel erfolgreich eingesetzt, (Brackmann und Egli, 1981; Hedner und Kister, 1983; Hilgartner et al., 1983; Makris et al., 1991).

Faktor VIII-Konzentrat, Faktor VIII-v. Willebrand-Faktor-Konzentrat

Am Markt finden sich hochgereinigte Konzentrate, die nur Faktor VIII mit einem Stabilisator enthalten, der aus humanem Plasma gewonnen wurde, rekombinante Faktor VIII-Konzentrate, hoch reine Konzentrate, die sowohl Faktor VIII als auch vWf enthalten, sowie eine Reihe von mittelreinen Konzentraten, die sowohl Faktor VIII als auch vWf enthalten. Faktor VIII und vWf-Konzentrate sind nur bei angeborenem Mangel zur Substitutionstherapie indiziert sowie zur Hemmkörpersuppression bei einem erworbenen Hemmkörper gegen Faktor VIII (Brackmann und Egli, 1981). Eine Indikation zur Faktor VIII-Substitution bei einer anderen erworbenen Hämostasestörung ist nicht bekannt. Die Diskussion über die Vorteile oder Nachteile von hochreinen oder gentechnologischen Konzentraten im Vergleich zu mittelreinen Konzentraten ist derzeit im Gange. Die zur Zeit verfügbaren Studien sind weder in Hinsicht auf die Inzidenz einer Hemmkörperentstehung noch in Hinsicht auf die durch die unterschiedlichen Konzentrate induzierten Immunveränderungen schlüssig (Brettler, 1993; Goldsmith et al., 1991; Mannuci et al., 1992; Smid et al., 1993).

Faktor XIII-Konzentrat

Faktor XIII-Konzentrat ist indiziert zur Dauersubstitution sowie zur Behandlung akuter Blutungen bei kongenital defizienten Patienten. Ein günstiger Effekt von Faktor XIII-Substitution wurde beschrieben bei postoperativen Wundheilungsstörungen, intestinalen Blutungen, bei Purpura Schönlein Henoch oder Morbus Crohn (Keiling et al., 1991). Hierbei ist aber zu bedenken, daß eine Blutungsneigung nur bei sehr niedrigen Faktor XIII-Werten tatsächlich auftritt.

Antithrombin III-Konzentrat

Antithrombin III-Konzentrat ist wiederum indiziert bei Patienten mit angeborenem Mangel: Während eine Dauersubstitution nicht möglich ist, wird Antithrombin III-Konzentrat bei akuten thrombotischen Ereignissen, zur Thromboseprophylaxe bei operativen Eingriffen und ebenso zur Thromboseprophylaxe während der Schwangerschaft substituiert (Hellgren et al., 1982; Kario et al., 1992; Menache et al., 1990; Schulman und Tengborn, 1992; Schwartz et al., 1989). Einige Arbeiten weisen allerdings darauf hin, daß sowohl Schwangerschaft als auch akute thrombotische Ereignisse bei kongenital defizienten Patienten auch ohne Konzentratsubstitution gemanagt werden können.

Antithrombin III ist einer der wichtigen Inhibitoren des Gerinnungssystems, bei ausgedehnter Thrombosierung und insbesondere bei der disseminierten intravasalen Gerinnung wird Antithrombin III verbraucht. Zahlreiche Studien zeigen eine Korrelation zwischen Morbidität, Mortalität und Antithrombin III-Abfall bei durch eine disseminierte intravasale Gerinnung komplizierten Krankheitsbildern. Da das Durchbrechen der gesteigerten Gerinnungsaktivierung bei der disseminierten intravasalen Gerinnung im Vordergrund der Therapie steht, liegt es nahe, Antithrombin III bei diesen Patienten zuzuführen. Tierexperimentelle Studien unterstützen dieses therapeutische Vorgehen (Dickneite und Paques, 1993). Auch Fallbeobachtungen und klinische Studien unterstützen die Annahme, daß Zufuhr von Antithrombin III bei Patienten mit disseminierter intravasaler Gerinnung von Nutzen ist (Blauhut et al., 1985; Maki et al., 1987), obwohl die Heterogenität der Krankheitsbilder, wie beispielsweise Sepsis oder Polytrauma, schlüssige prospektive Studien schwer macht. Auf der anderen Seite ist die Prognose einiger Krankheitsbilder mit disseminierter intravasaler Gerinnung, wie beispielsweise beim Waterhouse Friederich'sen Syndrom, so schlecht, daß das Ausschöpfen aller therapeutischen Möglichkeiten gerechtfertigt erscheint. Insgesamt erscheint daher die Substitution von Antithrombin III-Konzentrat bei Patienten mit schwer verlaufender disseminierter intravasaler Gerinnung als sinnvolle Indikation.

Bei einer Reihe von anderen Erkrankungen und Therapien wurden Versuche mit einer Antithrombin III-Substitution berichtet, ohne daß man diese Indikationen als gesichert betrachten könnte:

Bei verschiedenen Leberparenchymerkrankungen wird Antithrombin III vermindert gebildet, bei akutem Leberversagen kann es auch zum Auftreten einer disseminierten intravasalen Gerinnung kommen (Rake et al., 1970). Limitierte Erfahrungen weisen auf einen günstigen Effekt einer Antithrombin III Substitution beim akuten Leberversagen hin (Laursen et al., 1981), bei der Lebertransplantation bestätigte eine unlängst publizierte Studie frühere positive Berichte nicht (Baudo et al., 1992). Antithrombin III ist notwendig zur vollen Wirksamkeit einer Heparintherapie, unter Heparintherapie fällt Antithrombin III ab. Neugeborene und Patienten mit einer Hepatopathie haben erniedrigte Antithrombin III-Spiegel, bei vielen extrakorporalen Verfahren wie Plasmapherese, ECMO oder Hämofiltration wird mit Heparin antikoaguliert und häufig ein Antithrombin III-Abfall beobachtet.

In allen diesen Fällen kann eine Antithrombin III-Substitution zur Entfaltung der vollen Heparinwirkung erwogen werden, allerdings erscheint ein Management der „Heparinresistenz" bei Antithrombin III-Erniedrigung bei oben angeführten Zuständen auch ohne Antithrombin III-Substitution möglich.

Beim nephrotischen Syndrom kommt es zum Verlust von Antithrombin III mit der Proteinurie (De Stefano et al., 1987). Dies trägt zur beim nephrotischen Syndrom bestehenden Thromboseneigung bei, eine Substitution des Verlustes kann erwogen werden. Neugeborene mit zyanotischen Herzfehlern haben häufig sehr niedrige Antithrombin III-Werte. Vor Einleitung des extrakorporalen Verfahrens kann eine Antithrombin III-Substitution erwogen werden. Schließlich mag Antithrombin III-Substitution nützlich sein zur Verhinderung der Rethrombose nach koronarer Lyse, da bei koronarer Lyse eine substanzielle Menge von Thrombin freigesetzt wird (Owen et al., 1988).

Protein C-Konzentrat

Homozygoter Protein C-Mangel ist auf Grund der spontan auftretenden disseminierten intravasalen Gerinnung beim Neugeborenen nicht mit dem Leben vereinbar. Die Substitution mit Protein C ist daher indiziert (Auberger, 1992; Dreyfus et al., 1991).

Die Kumarinnekrose am Beginn einer oralen Antikoagulantientherapie entsteht durch den raschen Abfall von Protein C, erste Berichte über die Anwendung von Protein C-Konzentrat bei der Kumarinnekrose ergeben ermutigende Berichte (Muntean et al., 1992).

Topisches Thrombin, Fibrinkleber

Topisch angewendete Gerinnungsfaktorenkonzentrate, insbesondere Fibrinkleber, sind sicherlich eine nützliche Hilfe bei bestimmten chirurgischen Eingriffen und ermöglichen teilweise neue chirurgische Techniken (Rousou et al., 1989). Auch bei topisch angewandten Gerinnungsfaktorenkonzentraten bestehen ähnliche Risken wie bei intravasal applizierten Gerinnungsfaktorenkonzentraten. Sie enthalten neben aus humanem Plasma gewonnenen Faktoren zum Teil auch bovine Faktoren. Bovines Thrombin und darin als Verunreinigung enthaltender boviner Faktor V können zum postoperativen Auftreten von transienten Inhibitoren gegen Thrombin und seltener gegen Faktor V führen, wobei die allein gegen Thrombin gerichteten Inhibitoren mit keiner Blutungsneigung verbunden zu sein scheinen (Flaherty et al., 1989; Muntean et al., 1997; Stricker et al., 1988; Zehnder und Leung, 1990).

Literatur

Auberger K (1992) Evaluation of a new protein-C concentrate and comparison of protein-C assays in a child with congenital protein-C deficiency. Ann Hematol 64: 146

Baudo F, DeGasperi A, Cataldo F, Caimi TM, Cattaneo D, Redaelli R, Pannacciulli E, Corti A, Mazza E, Belli L (1992) Antithrombin III supplementation during orthotopic liver transplantation in cirrhotic patients: a randomized trial. Thromb Res 68: 409

Blatt PM, Kingdon HS, McLean G, Roberts HR (1974) Thrombogenic material in prothrombin complex concentrates. Ann Intern Med 81: 766

Blauhut B, Kramar H, Vinazzer H, Bergmann H(1985) Substitution of antithrombin III in shock and DIC: a randomized study. Thromb Res 39: 81

Brackmann HH, Egli H (1981) Treatment of haemophilia patients with inhibitors. In: Seligsohn U, Rimon A, Horoszowski H (eds) Haemophilia. Castle House Publications, Kent, p 113

Brettler DB (1993) Are pure concentrates better? Hemophilia World 8: 4

De Stefano V, Triolo L, De Martini D, Ferrelli R, Mori R, Leone G (1987) Antithrombin III loss in patients with nephrotic syndrome or receiving continuous ambulatory peritoneal dialysis. Evidence of inactive antithrombin III in urine of patients with nephrotic syndrome. J Lab Clin Med 109: 550

Dickneite G, Paques EP (1993) Reduction of mortality with antithrombin III in septicemic rats: a study of klebsiella pneumoniae induced sepsis. Thromb Haemostas 69: 9

Dreyfus M, Magny JF, Bridey F, Schwarz HP, Planche C, Dehan M, Tchernia G (1991) Treatment of homozygous protein C deficiency and neonatal purpura fulminans with a purified protein C concentrate. N Engl J Med 325: 1565

Flaherty MJ, Henderson R, Wener MH (1989) Iatrogenic immunization with bovine thrombin: a mechanism for prolonged thrombin times after surgery. Ann Intern Med 111: 631

Goldsmith JAM, Deutsche J, Tang M, Green D (1991) CD4 cells in HIV-1 infected hemophiliacs: effect of factor VIII concentrates. Thromb Haemostas 66: 41

Hedner U, Kisler W (1993) Use of human factor VIIa in the treatment of two hemophilia A patients with high-titer inhibitors. J Clin Invest 71: 1836

Hellgren M, Tenborn L, Abildgaard U (1982) Pregnancy in women with congenital antithrombin III deficiency: experience of treatment with heparin and antithrombin. Gynecol Obstet Invest 14: 127

Hilgartner MW, Knatterud GL and the FEIBA Study Group (1992) The use of factor eight inhibitor by-passing activity (FEIBA Immuno) product for treatment of bleeding episodes in hemophiliacs with inhibitors. Blood 61: 36

Hultin MB (1979) Activated clotting factors in factor IX concentrates. Blood 54: 1028

Kario K, Matsuo T, Kodama K, Matsuo M (1992) Prophylactic antithrombin III administration during pregnancy immediately reduces the thrombin hyperactivity of congenital antithrombin III deficiency by forming thrombin-antithrombin III complexes. Thromb Res 66: 509

Keiling A, Holst F, Seitz R, Wallin R, Saldeen T (1991) Severe factor XIII deficiency in disturbances of synthesis or increased consumption (DIC). Treatment of bleeding complications by factor XIII concentrates. Thromb Haemostas 65: 1237

Kingdon HS, Lundblad RL, Veltkamp JJ, Aronson DL (1975) Potentially thrombogenic materials in factor IX concentrates. Thromb Diath Haemorrh 33: 61

Laursen B, Mortensen JZ, Frost L, Hansen KB (1981) Disseminated intravascular coagulation in hepatic failure treated with antithrombin III. Thromb Res 22: 70

Leone G, Gugliotta L, Mazzucconi MG, De Stefano V, Belmonte MM, Dragoni F, Specchia G, Centra A, Gamba G, Camera A, Mandelli F (1993) Evidence of a hypercoagulable state in patients with acute lymphoblastic leukemia treated with low dose of E.coli L-Asparaginase: a GIMEMA study. Thromb Haemostas 69: 12

MacGregor IR, Ferguson JM, McLaughlin LF, Burnouf T, Prowse CV (1991) Comparison of high purity factor IX concentrates and a prothrombin complex concentrate in a canine model of thrombogenicity. Thromb Haemostas 66: 609

Maki M, Terao T, Ikenoue T, Takemura T, Sekiba K, Shirakawa K, Soma H (1987) Clinical evaluation of antithrombin III concentrate (BI 6.013) for disseminated intravascular coagulation in obstetrics. Gynecol Obstet Invest 23: 230-240

Makris M, Kitchen S, Russell F, Preston FE (1991) Clinical use and monitoring of activated recombinant factor FVII concenkate (rFVIIa) in haemophilia A patients with factor VIII inhibitors. Thromb Haemostas 65: 64

Mannucci PM, Bauer KA, Gringeri A, Barzegar S, Bottasso B, Simoni L, Rosenberg RD (1990) Thrombin generation is not increased in the blood of hemophilia B patients after the infusion of a purifled factor IX concentrate. Blood 76: 254

Mannucci PM, Gringeri A, de Biasi R, Baudo F, Morfini M, Ciavarella N (1992) Immune status of asymptomatic HIV-infected hemophiliacs: randomized, prospective, two-year comparison of treatment with a high-purity or an intermediate-purity factor VIII concentrate. Thromb Haemostas 67: 310

Marassi A, Manzullo V, di Carlo V, Mannucci PM (1978) Thromboembolism following prothrombin complex concentrates and major surgery in liver disease. Thromb Haemostas 39: 787

Menache D, O'Malley JP, Schorr JB, Wagner B, Williams C, the Cooperative Study Group (1990) Evaluation of the safety, recovery, halflife, and clinical efficacy of antithrombin III (human) in patients with hereditary antithrombin III deficiency. Blood 75: 33

Muntean W, Finding K, Gamillscheg A, Zenz W (1992) Multiple thromboses and coumarin-induced skin necrosis in a young child with antiphospholipid antibodies. Thromb Haemorrh Disord 5: 43

Muntean W, Zenz W, Finding K, Zobel G, Beitzke A (1997) Inhibitor to factor V after exposure to fibrin sealant during cardiac surgery in a 2 year old child. Acta Paediatr (in press)

Owen J, Friedman KD, Grossman BA, Wilkins C, Berke AD, Powers ER (1988) Thrombolytic therapy with tissue plasminogen activator or skeptokinase induces transient thrombin activity. Blood 72: 616

Rake MO, Pannell G, Flute PT, Williams R (1970) Inkavascular coagulation in acute hepatic necrosis. Lancet i: 533

Rousou J, Levitsky S, Gonzalez-Lavin L, Cosgrove D, Magilligan D, Weldon C, Hiebert C, Hess P, Joyce L, Bergsland J, Gazzangia A (1989) Randomized clinical trial of fibrin sealant in patients undergoing resternotomy or cardiac operations. J Thor Cardiovasc Surg 97: 2

Smid WM, vdMeer J, Smit JW, Halie MR (1993) The course of preexistent immune abnormalities in HIV negative haemophiliacs keated for two years with a monoclonal purified factor VIII concentrate. Thromb Haemostas 69: 306

Schulman S, Tengborn L (1992) Treatment of venous thromboembolism in patients with congenital deficiency of antithrombin III. Thromb Haemostas 68: 634

Schwartz RS, Bauer KA, Rosenberg RD (1989) Clinical experience with antithrombin III concentrate in keatment of congenital and acquired deficiency of antithrombin. Am J Med 87 [Suppl 3 B]: 53

Stricker RB, Lane PK, Leffert JD, Rodgers GM, Shuman MA, Corash L (1988) Development of antithrombin antibodies following surgery in patients with prosthetic cardiac valves. Blood 72: 1375

Vinazzer H (1989) Therapeutic use of antithrombin III in shock and disseminated intraavascular coagulation. Semin Thromb Hemostas 15: 347

Zaunschirm A, Muntean W (1986) Correction of hemostatic imbalances induced by L-Asparaginase therapy in children with acute lymphoblastic leukemia. Ped Hematol Oncol 3: 19

Zehnder JL, Leung LLK (1990) Development of antibodies to thrombin and factor V with recurrent bleeding in a patient exposed to topical bovine thrombin. Blood 76: 2011

Korrespondenz: Univ.-Prof. Dr. W. Muntean, Universitätsklinik für Kinder- und Jugendheilkunde, Auenbruggerplatz, A-8036 Graz, Österreich

Infektionsrisiko nach Therapie mit FFP und plasmatischen Hämoderivaten

Risiken und Nebenwirkungen

W. Sibrowski und **J. Wüllenweber**

Institut für Transfusionsmedizin,
Westfälische Wilhelms-Universität, Münster,
Bundesrepublik Deutschland

Zusammenfassung

Das Risiko der Hämotherapie wird durch Infektionen, Immunmodulation, metabolische Störungen und Fehlleistungen entscheidend mitbestimmt. Durch verbesserte Herstellung und Konservierung leukozytenarmer Erythrozyten- und Thrombozyten-Präparate werden Gefahren durch Alloimmunisierung und Immunsuppression deutlich gemindert. Metabolische Komplikationen können gelegentlich bei Massivtransfusionen von Frischplasma eine praktische Rolle spielen. Über transfusionsassoziierte Fehlleistungen liegen nur grobe Schätzungen vor.

Transfusionsrelevante Infektionen durch die Humanen Immundefizienz-Viren Typ 1 und 2 (HIV-1, 2) und die Virushepatitiden B und C können durch umfassende infektionsserologische Blutspenderuntersuchungen erheblich verringert werden. Das durchschnittliche Risiko der Infektionen durch Bluttransfusion liegt heute für HIV-1,2 bei rund 1:1,5 Mio. und für Hepatitis B und C zwischen 1:20.000 bis 1:50.000. Das Infektionsrisiko für lege artis virusinaktivierte Plasmapräparate ist deutlich kleiner.

Trotz aller Bemühungen der Hersteller und Anwender von

Blut und Plasmakomponenten, bleibt der Patient auch weiterhin einem Restrisiko bei der Hämotherapie ausgesetzt. Ob das hohe Sicherheitsniveau der Bluttransfusion in Mitteleuropa zukünftig gehalten bzw. noch weiter angehoben werden kann, wird zum einen durch die weitere Verbesserung der Spenderauswahl und der Infektionsdiagnostik bestimmt, zum anderen aber auch durch die Bereitschaft der Gesellschaft die dafür notwendigen Kosten aufzubringen.

Einleitung

Die Sicherheit der Hämotherapie wird durch Infektionen, immunologische Reaktionen, metabolische Störungen sowie menschliche und technische Fehlleistungen gefährdet (Tabelle 1). Von

Tabelle 1. Risiken und Gefahrenschwerpunkte bei der Therapie mit Blut und Blutprodukten

Infektionen	HIV-1,2
	Hepatitis B
	Hepatitis C
	Zytomegalievirus
	Parvovirus B 19
	HTLV-I/II
	Bakterien (u.a. Lues)
	Protozoen (u.a. Malaria)
Immunmodulation	Alloimmunisierung
	Immunsuppression
	Graft-versus-host Reaktion
Metabolische Störungen	Sauerstoff-Transport
	Säure-Basen-Haushalt
	Hypokalzämie
	Hyperkaliämie
Fehlleistungen	Verwechslung, unnötige / falsche Transfusionen
	Blutgruppenbestimmung / Kreuzprobe
	Herstellungsfehler

den unterschiedlichen Gefahrenquellen haben transfusionsassoziierte Infektionen – besonders wegen der AIDS- und/oder Hepatitis-Übertragung – praktisch die größte Bedeutung erlangt. Folgerichtig ist die Verhütung von Infektionen durch Bluttransfusionen eine zentrale Aufgabe der Blutspendedienste geworden. Bedeutung hat in diesem Zusammenhang das Humane Immundefizienz Virus Typ 1 (HIV-1) erlangt, das bei Blutempfängern HIV-kontaminierter Blutkonserven die tödliche Immunschwäche AIDS verursacht. Obwohl jede Blutspende seit Oktober 1985 auf HIV-Antikörper getestet wird, muß z. B. in Deutschland jährlich mit etwa 5 transfusionsassoziierten HIV-Infektionen gerechnet werden. Damit verursacht die Bluttransfusion bei jährlich rund 3.000 HIV-Neuinfektionen (durch i.v.-Drogenabhängigkeit, hetero-, homo- und bisexuelle Kontakte) nur einen geringen Anteil von derzeit 70.000-80.000 geschätzten HIV-Infektionen in der deutschen Bevölkerung (Bundesgesundheitsamt, 1994)

Transfusionsassoziierte Hepatitiden werden insbesondere durch Hepatitis-B-Viren (HBV) und Hepatitis-C-Viren (HCV) verursacht. Beide sind aufgrund ihrer relativ hoher Durchseuchungsraten in der Normalbevölkerung für die Infektionssicherheit der Blutkonserve von besonders großer Bedeutung: In

Tabelle 2. Sicherheitskonzept zum Schutz vor Infektionen durch Blut und Blutkomponenten

Blutkomponenten	Sicherheitsmaßnahmen
Erythrozyten, Thrombozyten, Plasma	Spenderuntersuchung + Spender-Screening auf: HBsAg, Anti-HBc, Anti-HCV, Anti-HIV 1,2, Lues, Transaminasen, Blutbild
Gefrorenes Frischplasma	Quarantänelagerung 6 Monate „Pool-Plasma" Solvent/Detergent-Verfahren Einzelplasma Methylenblau/Licht-Verfahren
Gerinnungspräparate i.v. Immunglobuline	Hitze-(60°C/10 Std), Dampfbehandlung (60°C/10 Std/1190 mbar bzw. zusätzlich 80°C/2 Std/1375 mbar), S/D-Verfahren Alkohol-Fraktionierung + Hitzebehandlung

Deutschland wird jährlich mit etwa 50.000 HBV- bzw. 10.000 HCV-Neuinfektionen gerechnet. Infektionsserologische Untersuchungen jeder Blutspende auf HIV-1,2-Antikörper, HBs-Antigen und Anti-HCV sind deshalb – zusammen mit der ärztlichen Spenderuntersuchung – ganz entscheidende Maßnahmen im Sicherheitskonzept der Hämotherapie geworden (Tabelle 2).

Vorab sollen einige aktuelle Aspekte zu transfusionsbedingten Fehlleistungen angesprochen werden.

Fehlleistungen bei Bluttransfusionen

Eine bisher nur wenig diskutierte Gefahrenquelle bei der Hämotherapie – die wahrscheinlich auch von großer praktischer Bedeutung ist – stellen Fehler bei Gewinnung, Herstellung, Bereitstellung und Transfusion von Blut und Blutkomponenten dar. Das genaue Ausmaß des vermutlich häufigsten Fehlers, nämlich die AB0-Verwechslung von Blutkonserven vor Transfusion, kann nur durch eine grobe Schätzung für die Bundesrepublik Deutschland mit 1:53.000 ermittelt werden (Kretschmer, 1993). Kürzlich zu diesem Thema veröffentlichte Untersuchungen aus den USA und dem europäischen Ausland zeigten, daß die realistische Fehlerquote bei etwa 1:17.000 liegen dürfte. Die Dimension der Fehlerproblematik wird in der Untersuchung von Sazama (1990) deutlich. Demzufolge kommt es bei 1 bis 2 von 200.000 Transfusionsempfängern zu tödlichen transfusionsbedingten Komplikationen, die in keinem Zusammenhang zur HIV-Infektion stehen. Für die Vereinigten Staaten muß zum Beispiel jährlich mit 30–40 Todesfällen durch Bluttransfusionen gerechnet werden. Der größte Anteil (rund 50%) tödlicher Transfusionszwischenfälle wird durch ABO-Verwechslungen verursacht (Sazama, 1990; Honig und Bove, 1980; Linden et al., 1992). Erste Ergebnisse der europäischen SANGUIS-Studie zu diesem Thema zeigen, daß auch in Europa mit hohen Fehlerquoten bei Organisation, Dokumentation und Durchführung der Transfusion von bis zu 10% gerechnet werden muß (Baele et al., 1994).

HIV-Infektion durch Blut- und Plasmapräparate

Anfang 1985 wurde der Test auf HIV-1-Antikörper in den meisten Blutspendediensten eingeführt; seit Oktober 1985 ist der HIV-Antikörpertest vom Bundesgesundheitsamt Berlin vorgeschrieben. Damit konnte das HIV-Infektionsrisiko schlagartig von 1:10.000 (November 1984) auf < 1:300.000 (November 1985) verringert werden. In den Jahren zuvor blieb als Schutzmaßnahme nur der Ausschluß bekannter Risikogruppen vom Blutspenden übrig. Dies führte in Deutschland vor 1985 wahrscheinlich zu mehr als 160 HIV-Infektionen durch Blutkonserven. Besonders tragisch war die HIV-Infektion von teilweise mehr als 50% der, auf ständige Substitution angewiesenen Hämophilen, vor allem durch importiertes Plasma und Gerinnungsfaktoren. AIDS ist seither die häufigste Todesursache bei Hämophilen in Deutschland. Gleichwohl ist der Sicherheitsstandard bei der Therapie mit industriell fraktionierten Plasmaproteinen (Gerinnungsfaktoren, Immunglobulinen usw.) heute außerordentlich hoch, da sie zusätzlich virusinaktiviert werden müssen (Tabelle 2). Weiteren Sicherheitszuwachs erbringt hier die PCR-Diagnostik und - Kontrolle im Herstellungsablauf. Die Zuverlässigkeit von Inaktivierungsverfahren, wie die Hitze-, Dampf-/Druckbehandlung und das Solvent/Detergent (S/D)-Verfahren, wurde für HIV-1,2 und den Virushepatitiden B und C wissenschaftlich hinreichend gesichert (Commission of the European Communities, 1991; Rübsamen-Waigmann, 1994). Probleme bei der Virusinaktivierung bestehen aber immer noch für Viren ohne Lipidhülle. In diese Gruppe gehören u.a. das Hepatitis-A-Virus und das Parvovirus B19. In gepoolten Plasmapräparationen, bei deren Herstellung mehrere tausend Blutspenden vereinigt wurden, kann es zur Anreicherung dieser klinisch relevanten Viren kommen (Gürtler und Schramm, 1993). Deshalb ist auch für die Plasmafraktionierung die kritische Spenderauswahl ganz entscheidend (Tabelle 2). Nur über gesunde, regelmäßig ärztlich untersuchte Dauerspender kann der „Rohstoff" Blut mit einer minimalen Virusbelastung gewonnen werden. Die Unverzichtbarkeit einer entsprechenden Indikationsstellung bei der Produkteanwendung (z.B.: FFP) wird dadurch in keinster Weise gemindert.

Seit Einführung des HIV-Antikörpertests sind in Deutschland - bei etwa 38 Millionen Blutübertragungen und Verwendung von weiteren Millionen Gerinnungspräparaten im Zeitraum von 9 Jahren – nur 23 transfusionsassoziierte AIDS-Fälle bekannt geworden (Caspari et al., 1993). Das entspricht einem Durchschnittsrisiko von einer HIV-Infektion auf 1,5 Mio. Transfusionen. Diese HIV-Fälle lassen sich zum größten Teil durch die immer noch unvermeidbare diagnostische Lücke zwischen Virämie und Antikörperproduktion beim Blutspender sowie durch eine HIV-kontaminierte, mit ß-Propiolacton kaltsterilisierte Charge Prothrombinkomplex (11 HIV-Fälle) aus dem Jahre 1990 erklären. Zwei HIV-Fälle wurden 1993 durch möglicherweise nicht korrekt getestete Frischplasmapräparate verursacht.

Die Blutspendedienste des Roten Kreuzes und die staatlich-kommunalen und universitären transfusionsmedizinischen Institute schätzen das Risiko der Infektion durch eine Blutkonserve seit einigen Jahren auf konstant 1:300.000 bis 1:3.000.000 (Glück und Kubanek, 1993). Die Konstanz dieser Schätzung liegt u.a. in der stetig weiter verbesserten Spenderauswahl und daran, daß die HIV-Prävalenz in Deutschland mit 0,06% im internationalen Vergleich nach wie vor sehr gering ist – einer von 50.000 bis 100.000 Spendewilligen ist HIV-positiv und wird durch die ärztliche Spenderuntersuchung und das infektionsserologische Virus-Screening aufgedeckt. Dabei gibt es nur geringfügige Unterschiede in der Häufigkeit HIV-positiver Spender zwischen staatlich-kommunalen und universitären Instituten auf der einen und Blutspendediensten des DRK auf der anderen Seite. Werden Unterschiede beobachtet, können diese durch deutlich höhere HIV-Prävalenzen in Großstädten gegenüber ländlichen Regionen erklärt werden (Maurer et al., 1993; Kubanek et al., 1993; Sibrowski et al., 1993).

Eine ganz entscheidende Sicherheitsmaßnahme bei der HIV-Infektionsabwehr im Blutspendewesen ist der konsequente Ausschluß von Risikospendern geworden (i.v.-Drogenabhängige, Homo- und Bisexuelle). Daneben kann mit der zusätzlichen Erkennung von IgM-Antikörpern, wie z.B. mit HIV-Antikörper-Tests der 3. Generation, die diagnostische Lücke auf unter 4 Wochen verkleinert werden. HIV-Teste können heute auch HIV-2-Antikörper nachweisen. HIV-2 verursacht in Deutschland nur etwa 0,4% aller HIV-Infektionen (Bundesgesundheitsamt, 1994). Vermutlich wurde deshalb bisher auch von keiner HIV-2-Infekti-

Tabelle 3. Zur Problematik der „diagnostischen Fensterphase": Möglichst früher Nachweis der HIV-Infektion

HIV-Infektionsmarker	HIV-Infektion nachweisbar nach									
	0	1	2	3	4	5	6	7	8	Wochen
HIV-DNA	–	–	–	+	+	+	+	+	+	(20 Tage)
HIV-RNA	–	–	–	+	+	+	+	+		(22 Tage)
HIV-p24-Antigen	–	–	–	–	+	+	+	+		(28 Tage)
IgG+IgM-HIV-Antikörper	–	–	–	–	–	+	+	+	+	(32 Tage)
IgG-HIV-Antikörper	–	–	–	–	–	–	+	+	+	(45 Tage)

(–) = negatives bzw. (+) = positives Screening-Ergebnis

Tabelle 4. Risikoschätzung für Infektionsübertragung durch Blutspenden

Virus	Infektionsrisiko	Chronizität	Sterblichkeit
HIV-1	1 : 600.000	100 %	100 % *
Hepatitis C	1 : 20.000	50 %	10 %
Hepatitis B	1 : 50.000	10 %	5 %

* 12 Jahre nach Infektion etwa 50%. Die Sterblichkeit durch HIV-, HBV- und HCV-kontaminiertes Transfusionsblut wird auf etwa 1:260.000 geschätzt

Tabelle 5. HIV-Infektionsrisiko durch Bluttransfusion in europäischen und außereuropäischen Regionen

Region	Infektionsrisiko
Deutschland, England, Skandinavien	1 : 1.000.000
Frankreich	1 : 200.000
Spanien, Italien, USA	1 : 100.000
Thailand	1 : 10.000
Zentral-Afrika	1 : 1.000

on durch Blutprodukte berichtet. In einigen Ländern wird der HIV-p24-Antigen-Test zusätzlich durchgeführt. Studien an mehreren hunderttausend Blutspendern in den USA und Europa (Alter et al., 1990) haben bisher noch keinen bestätigt isoliert positiven HIV-p24-Antigenbefund erhoben. Befürworter weisen auf die an HIV-Infizierten erwiesene Verkleinerung der diagnostischen Lücke und auf Einzelfälle von HIV-Übertragungen durch anti-HIV negatives, aber p24-Antigen-positives Blut hin (Baumgarten et al., 1993; Nuchprayoon et al., 1992; Simonds et al., 1992). So wurden in einer Untersuchung bei thailändischen Blutspendern 7 von 124.964 Spendern nur durch einen positiven p24-Antigen-Test als infektiös erkannt (Nuchprayoon et al., 1992). Dabei muß jedoch berücksichtigt werden, daß die Neuinfektionsrate von Blutspendern mit HIV etwa 200-fach höher als in Mitteleuropa ist. Ob neue molekularbiologische Screening-Techniken, die das Prinzip der hochsensitiven Polymerase-Kettenreaktion (PCR) zum direkten Virusnachweis im Spenderblut nutzen, zu mehr Sicherheit bei der Hämotherapie (bei vertretbarem Zeit- und Kostenaufwand) beitragen können, wird z.Zt. kontrovers diskutiert (Bitter-Suermann, 1993; Gürtler, 1994). Erste Untersuchungen an Plasmapools zeigen, daß eine Reduktion des Hepatitis-Restrisikos durch Anwendung der PCR gegeben ist.

Risiko der Posttransfusionshepatitis B (PTH-B)

Im deutschen Blutspendewesen wird seit 1964 zur Verhütung der Virushepatitis als Surrogattest die Bestimmung der GPT (ALT) durchgeführt, wobei wahrscheinlich die von vielen Blutspendeinstitutionen vorgenommene Senkung des GPT-Grenzwertes von 45 auf 30–35 U/l (optimierte Standardmethode DGKC) die Effektivität hinsichtlich der Erkennung von chronisch Infizierten erhöht hat. Mit Einführung des virusspezifischen HBs-Antigen-Tests stand dann 1970 erstmals ein serologisches Nachweisverfahren zur Verfügung, das mit relativ hoher Spezifität und Sensitivität HBV-infizierte Blutkonserven aufdeckte. Die ersten HBs-Antigen-Tests wurden ständig weiterentwickelt und verbessert. HBs-Antigen-Tests können heute Viruskonzentrationen von < 0,5 ng/ml nachweisen. Trotz dieser extremen Empfindlichkeit werden in der Literatur (Hoofnagle et al., 1978) sogenannte „low level carrier" beschrieben, die vermutlich noch durch geringste Viruskonzentrationen in ihrer Blutspende Hepatitis-B-Infektionen übertragen können. Außerdem gibt es auch für die Hepatitis B-Infektion nach Eintritt des Virus in den Organismus eine diagnostische Fensterphase von ca. 1–7 Wochen (Kommerell et al., 1987), in der die Hepatitis B-Infektion durch serologische Standardverfahren noch nicht sicher nachweisbar ist. Darüber hinaus treten nach akuter Erkrankung kurzzeitig nur isoliert Anti-HBc-Antikörper auf (Iizuka et al., 1992). Um diese potentiellen Risikospender zu erfassen, wird z.B. in den USA jeder Blutspender auf Anti-HBc untersucht, was aufgrund der oft lebenslangen Persistenz von Anti-HBc zum Ausschluß von bis zu 4% (überwiegend nicht infektiöser) Spender führt (Iizuka et al., 1992; Caspari et al., 1989). In einigen Blutspendediensten wird der Anti-HBc-Test bereits bei allen Neuspendern durchgeführt. Die gezielte Untersuchung von Spenderkollektiven mit niedriger Prävalenz für Hepatitis B auf Anti-HBc wird von einigen Autoren als wenig nützlich angesehen (Mollison et al., 1993). Eine aktive Hepatitis-B-Schutzimpfung aller Neuspender wäre möglicherweise ein weiterer Schritt, der durch Aufbau einer aktiven Immunität die immer noch beobachtete Posttransfusionshepatitis B (ca. 0,2% aller Hepatitis B-Fälle) weiter verringert. Inwieweit mit einer Schutzimpfung auch HBV-Varianten erfaßt werden können, ist derzeit noch ungeklärt. Zur Zeit liegt die Durchseuchung von Erstblutspendern mit dem Hepatitis-B-Antigen bei etwa 0,3%. Im Laufe ihres Lebens infizieren sich 5% eines Jahrgangs mit Hepatitis B. Der HBsAg-Test erlaubt bereits jetzt die Aufdeckung infizierter Spender mit großer Sicherheit, so daß das verbleibende Risiko der transfusionsbedingten HBV-Infektion heute – auch bei der großen Zahl von Neuinfektionen in der Bevölkerung – deutlich < 1:50.000 sein dürfte (Gil, 1993; Kubanek et al., 1993; Sibrowski et al., 1993).

Bedeutung des Hepatitis-C-Virus (HCV)

Nach Einführung des HBs-Ag-Tests zeigte sich, daß nur etwa 10% der Posttransfusionshepatitiden durch das Hepatitis B-Virus übertragen wurden. Die meisten Fälle waren Non-A-non-B-Hepatitiden (NANBH). Bis Ende der 80er Jahre war das auslösende Agens für diese Hepatitisform noch völlig unbekannt. Um eine NANBH zu verhindern, stand nur die unspezifische GPT-(ALT-)Bestimmung als sog. „Surrogattest" zur Verfügung. Mit Auftreten von AIDS und Ausschluß der Risikogruppen für HIV wurde auch ein Teil der NANB-Hepatitiden (Homosexuelle, iv.-Drogenabhängige) erfaßt (Gil, 1993). Erst 1987 gelang es der Arbeitsgruppe um M.Houghton, aus dem Blut von Schimpansen mit NANB-Hepatitis Ribonukleinsäure (RNA) zu isolieren und zu klonieren (Choo et al., 1989). Die mit Hilfe der Rekombinantentechnik hergestellten Proteinsequenzen reagierten in einem ersten Enzymimmunoassay spezifisch mit Antikörpern aus Seren von NANBH-Patienten. Die in verschiedenen Untersuchungen bestätigte enge Korrelation zwischen NANB-Hepatitis und Anti-HCV-Positivität zeigte, daß es wahrscheinlich erstmals gelungen war, den wichtigsten NANB-Erreger, das Hepatitis-C-Virus, anhand eines serologischen Antikörpernachweises zu identifizieren. Kommerzielle Anti HCV-Tests standen ab Anfang 1990 zur Verfügung: Der 1. Anti-HCV-Test nutzte als Festphasenantigen das rekombinante C100-3-Protein des HCV. Seit Frühjahr 1992 sind HCV-Tests der 2.Generation im Einsatz, die neben dem Virus-Kernantigen (C22-3) andere rekombinante Antigene (C33c und C100-3) besitzen. Seit etwa einem Jahr wurde das Antigenspektrum der Anti-HCV-Tests durch Hinzufügen von Virusantigen der NS5-Region ergänzt (Teste der 3. bzw. 4. Generation).

Derzeit können HCV-Antikörpersuchteste leider noch nicht zwischen akuter und chronischer Hepatitis unterscheiden und lassen keine Aussage über die Infektiösität und Progredienz der Infektion des Spenders zu. Untersuchungen mit Hilfe der PCR zeigten zum Beispiel, daß sich nur in etwa einem Drittel der Anti-HCV positiven Blutspender virale RNA nachweisen ließ. Der Nachweis von HCV-RNA beweist die potentielle Infektiosität, kann aber auch bei sonst normalen Leberenzymen als Hinweis auf eine chronische Hepatitis gesehen werden (Alberti et al., 1992). In Mitteleuropa sind vermutlich etwa 0,3–0,5% der Blutspender anti-HCV positiv, wobei vermutlich nur 20–30% Virusträger sind. Die exakte Anzahl HCV-infektiöser und -serologisch negativer Spender ist derzeit noch unbekannt und wird bisher aus groben Schätzungen von Blutspenderuntersuchungen ermittelt.

Das Risiko einer transfusionsassoziierten Übertragung von Hepatitis C wird von Blutspendezentren auf 1:3.000 bis 1:10.000 geschätzt (Donahue et al., 1992), in Deutschland dürfte es wegen der insgesamt geringeren HCV-Prävalenz < 1:20.000 sein. Die transfusionsmedizinische Bedeutung der Hepatitis C als ernster Risikofaktor zeigt sich auch am klinischen Hepatititsverlauf: 40–60% der HC-Fälle werden chronisch und können – wie die Hepatitis B – zu Leberzirrhose und malignem Hepatom führen. Die Hepatitis C stellt deshalb mit ca. 10.000 Neuinfektionen pro Jahr und mehr als 150.000 HCV-Infizierten allein in Deutschland ein wenig bekanntes und häufig unterschätztes epidemiologisches Problem nicht nur der Blutbanken dar (Kubanek et al., 1993; Sibrowski et al., 1993).

Virussicherheit von Plasmapräparaten

Die Virussicherheit von industriell aufbereiteten Blutplasmaderivaten ist in erster Linie an die Qualität der Spenderauswahl und erst in zweiter Linie an die Plasmaverarbeitung gebunden. Das am weitesten verbreitete und bekannteste Verfahren ist die Fraktionierung des Plasmas nach Cohn und Oncley (Cohn et al., 1946; Oncley et al., 1949). Nach dem Tieffrieren und anschließendem Auftauen fällt zunächst das Kryopräzipitat aus u.a. auch mit dem Faktor VIII. Bei der sich anschließenden Alkoholfällung werden der Prothrombinkomplex, Immunglobuline und Albumin abgetrennt.

Um therapeutisch verwertbare Mengen der einzelnen Plasmafraktionen zu erhalten und die Plasmafraktionierung technisch und wirtschaftlich durchführen zu können, ist es notwendig, daß 1.000–2.000 Plamaspenden zu je 200–500 ml in einem großen

Tabelle 6. Präventive Maßnahme zur Verbesserung der Virussicherheit von Blutprodukten

---

– Ärztliche Spenderauswahl
– Qualitätskontrolle
– Quarantänelagerung von Plasma
– Effektive Virusabreicherung bei Plasmafraktionierung

„Plasmapool" zusammengeführt werden. Das Vereinigen von Plasmaspenden zu sog. „Plasmapools" birgt aber die Gefahr der Verunreinigung einer ganzen Charge mit pathogenen Viren. Geht man z.B. von einer Hepatitis-C-Prävalenz der Spender vor Testeinführung im Jahr 1990 von 1:1000–1:10000 aus (Donahue et al., 1992), so bedeutet dies, daß nahezu jeder damalige Plasmapool mit HCV kontaminiert war. Das Verbesserungspotential durch die Einführung der PCR-Pooltestung ist hier offensichtlich.

Folgende Faktoren beeinflussen die Sicherheit von Plasmapräparaten in besonderer Weise:

1. Spenderauswahl
2. Größe des Plasmapools / Anzahl der verwendeten Einzelspenden
3. Anwesenheit neutralisierender Antikörper
4. Eigenschaften der verschiedenen Viren
5. Anreicherung verschiedener Viren in einzelnen Plasmafraktionen
6. Art des Virusinaktivierungsverfahrens
7. Durchführung des Virusinaktivierungsverfahrens

Die medizinische Spenderauswahl und die labormedizinische Untersuchung der Spender kann die Virus-Kontamination der Plasmapools am wirkungsvollsten verringern. So sank nach Einführung des Anti-HCV-Screenings sowohl die Wahrscheinlichkeit der Kontamination des einzelnen Pools als auch – vor allem in Ländern mit hoher HCV-Prävalenz – die Kontaminationsdosis. Eine zusätzliche Sicherheitmaßnahme stellt – wie erwähnt – die von einem Hersteller bereits durchgeführte PCR-Testung von Plasmapools dar. Nach entsprechender Validierung des PCR-Verfahrens, verbessert die Anwendung dieses molekularbiologischen Tests besonders die Hepatitissicherheit. Ob tatsächlich alle RNA-HCV/ DNA-HBV-kontaminierten Plasmapools für den Empfänger infektiös sind, ist derzeit nicht sicher auszusagen.

Die Größe der untersuchten Plasmapools erhöht zum einen zwar die Wahrscheinlichkeit eine Kontamination mit Viren aufzudecken, andererseits kann vermutet werden, daß Viren im großen Pool auch durch starke Verdünnung an Infektiosität verlieren, indem die Viruspartikelzahl in den Einzelpräparaten zur klinischen Manifestation der Infektion nicht mehr ausreicht. Eine mit Hilfe der PCR nachgewiesene Viruskontamination hätte dann vermutlich nur eine geringe klinische Relevanz.

Die Bedeutung neutralisierender Virus-Antikörper gilt vor allem für Viren mit hohem Durchseuchungsgrad in der Bevölkerung. Insbesondere beim Cytomegalie-Virus (CMV), Hepatitis-A-Virus (HAV) und Parvovirus B19 könnten sog. schützende Antikörper eine gewisse Bedeutung als Immunschutz haben, wobei ihr nachprüfbarer infektionsverhütender Nutzen von Virologen eher skeptisch beurteilt wird. Demgegenüber wurde in der Literatur beschrieben, daß Anti-HAV die Infektiosität HAV-kontaminierter Präparate um 99–99,9% senken kann (Lemon, 1994; Hamman et al., 1994).

Die biologischen und biochemischen Eigenschaften verschiedener transfusionsrelevanter Viren sind Grundlage für die effektive Virusinaktivierung. Viren mit hoher Infektiosität (z.B. das Hepatitis B-Virus) müssen von einem Inaktivierungsverfahren vollständig zerstört werden.

Aufgrund ihrer Größe und ihrer Struktur reichern sich Viren bei der Herstellung in unterschiedlichen Plasmafraktionen an und werden demzufolge in den jeweiligen Plasmaprodukten wiedergefunden. So wird HAV nicht im Kryopräzipitat (dient zur Herstellung von Faktor VIII) angereichert (Lemon, 1994; Hamman et al., 1994), während HCV in diesem in nahezu unveränderter Konzentration zu finden ist (Yei et al., 1992).

Das Virusinaktivierungsverfahren ist heute der wichtigste Schritt zur Verbesserung der Virussicherheit von Plasmaprodukten. Die Pasteurisierung (feuchte Hitze 60 °C für 10 Stunden) wird seit den 70er Jahren für Albumin und seit Mitte der 80er Jahre auch für Gerinnungspräparate angewandt. Die Wirksamkeit der Pasteurisierung ist insbesondere für HIV und HBV in einer großen Zahl von Studien belegt (Commission of the European Communities, 1991; Rübsamen-Waigmann, 1994). Desgleichen hat sich die Dampfbehandlung (z.B. S-TIM[R] 3, 60°C/10 Std/1190 mbar, bzw. S-TIM[R] 4 zusätzlich 80°C/2Std/1375 mbar) hinsichtlich Präparatesicherheit und Produktfunktionalität nunmehr jahrelang sehr bewährt. Eine weitere Entwicklung brachte das Solvent-Detergent-Verfahren (SD) (Manucci, 1993; Horowitz et al., 1985a, b), das heute breite Anwendung findet. Das SD-Verfahren erfaßt aber nur Viren mit Lipidhülle. Insbesondere Parvovirus-B19 und HAV – beides hüllenlose Viren – werden vom SD-Verfahren nicht erfaßt. HAV-Übertragungen durch SD-behandelte Konzentrate sind in der Literatur dokumentiert (Manucci, 1992). Zur Zeit sind weitere Virusinaktivierungsverfahren, die ebenfalls eine hohe Inaktivierungspotenz für die transfusionmedizinisch bedeutsamen Viren besitzen, in Erprobung.

Trotz eines hohen technischen Standards und mit entsprechend anspruchsvoller Methodenvalidierung sind die Verfahren zur Virusinaktivierung immer noch nicht absolut sicher. So kam es im Zusammenhang mit der Anwendung eines ß-Propiolacton-behandelten PPSB-Präparates im Jahre 1990/91 in Deutschland zu 11 HIV- und 1994 mit einem hitzebehandelten zu einzelnen HBV-Infektionen. Inwieweit dabei eine Verunreinigung von außen oder ein Verarbeitungsfehler vorlag, war nicht sicher zu beurteilen. Gleichwohl haben diese Fälle das Vertrauen in die Virussicherheit von Plasmapräparaten nachhaltig erschüttert, so daß zukünftig noch größere Sorgfalt bei der Spenderauswahl und der Qualitätssicherung der Virusinaktivierung zu fordern sein wird.

Zusammenfassend läßt sich feststellen, daß die Infektionssicherheit für Albumin, Gerinnungspräparate und Immunglobuline bezüglich HIV und Hepatitis B heute nahezu 100% beträgt. Einzelne Studien berichten zwar immer noch über HBV-Infektionen durch Plasmapräparationen, aber der kausale Zusammenhang zwischen Hepatitis B und Gabe dieser Präparate ist nicht immer eindeutig zu erkennen.

Für die Non-A-Non B-Hepatitis (jetzt Hepatitis C) werden in der Literatur vereinzelte Infektionen besonders durch i.v.-Immunglobuline beschrieben (Björklander et al., 1988). Durch Untersuchung der Patienten und den infizierten Chargen auf HCV-Antikörper und HCV-Antigen mittels PCR ließen sich diese Übertragungen mit hoher Wahrscheinlichkeit sichern (Taliani et al., 1995). Je nach Herstellungsverfahren kann beim klassischen Alkoholextraktionsverfahren das Hepatitis-C-Virus um 4–5 log-Stufen in der IgG-Fraktion abgereichert werden (Yei et al., 1992; Uemura et al., 1994). Dieses reicht bei hoher Viruskonzentration, die bei Verwendung spezieller Spenderplasmen (Hyperimmunglobuline, Anti-D) vorkommen können, offensichtlich nicht aus. Das Spender-Screening auf HCV-Antikörper und die HCV-PCR im

Plasmapool sowie der Einsatz zusätzlicher Inaktivierungsschritte – z.B. durch Kombination der bekannten Inaktivierungsverfahren, wie Solvent-Detergent, Hitze, Polyethylenglykolfällung u.a. – versprechen auch einen hohen Schutz vor Hepatitis-C-Infektionen bei Anwendung der i.v.-Immunoglobuline.

Resümee

Der Sicherheitsstandard bei Gewinnung und Herstellung von Blutprodukten hat in Mitteleuropa ein hohes Niveau erreicht. Das Halten des erreichten Standards und die weitere Verbesserung der Virussicherheit ist aber mit erheblichen Kosten verbunden. Es ist überhaupt fraglich, ob der von Politik und Öffentlichkeit geforderte 100%ige Sicherheitsstandard bei der Blutversorgung möglich und auf Dauer finanzierbar wäre. Denn auch bei optimaler Nutzung aller oben diskutierten Maßnahmen und Möglichkeiten, müssen Ärzte und Patienten auch in Zukunft ein Restrisiko bei Bluttransfusionen akzeptieren. In diesem Zusammenhang ist die Unverzichtbarkeit einer entsprechenden Indikationsstellung für Blut und Blutprodukte hervorzuheben. Eine absolute Sicherheit wird es bei der Hämotherapie auch in Zukunft nicht geben, trotz ernsthafter Bemühungen der Beteiligten. Gleichwohl muß man wissen, daß neben der konsequenten Beachtung von Gesetzen, Richtlinien und Empfehlungen (Richtlinien der Bundesärztekammer zur Blutgruppenbestimmung und Bluttransfusion, 1991) und Verbesserungen bei Diagnostik, Präparation, Organisation und Logistik von Blutprodukten, jeder Arzt in seinem persönlichen Verantwortungsbereich am hohen Sicherheitsstandard beim therapeutischen Einsatz von Blutpräparaten ganz entscheidend mitwirken kann.

Literatur

Alberti A, Morsica G, Chemello L et al. (1992) Hepatitis C viraemia and liver disease in symptom-free individuals with anti HCV Lancet 340 (9): 697–698

Alter HJ, Epstein JS, Swenson SG et al. (1990) Prevalence of human immunodeficiency virus type 1 p24 antigen in U.S. blood-donors

     W. Sibrowski und J. Wüllenweber

– an assessment of the efficacy of testing in donor screening. N Engl J Med 323 (19): 1312–1317

Baele PL, DeBruyere M, Deneys V et al. (1994) Bedside transfusion errors. Vox Sang 66: 117–121

Baumgarten K, Chiewsilp P, Gilcher R et al. (1993) Anmerkungen zum HIV-Antigen-Screening bei Blutspendern. Infusionsther Transfusionsmed 20 (3): 96–98

Bitter-Suermann D (1993) Der Stellenwert der Polymerase-Kettenreaktion (PCR) für die klinische Diagnostik von Infektionskrankheiten. Dtsch Ärztebl 90 (B): 2386–2388

Björklander J, Cunningham-Rundles C, Lundin P, Olsson R, Söderström R, Hanson L (1988) Intravenous immunglobulin prophylaxis causing liver damage in 16 of 77 patients with hypogammaglobulinemia or IgG subclass deficiency. Am J Med 84: 107–111

Bundesgesundheitsamt (1994) AIDS-Schnellinformation. AIDS-Fälle und HIV-Infektionen in der Bundesrepublik Deutschland. Bundesgesundheitsblatt 37/1: 44–45

Caspari G, Beyer HJ, Elbert G et al. (1989) Unsatisfactory specifities and sensitivities of six enzyme immunoassays for antibodies to hepatitis B core antigen. J Clin Microbiol 27 (9): 2067–72

Caspari G, Eggers HJ, Gerlich WH (1993) Virussicherheit von Blut und Blutprodukten: Was kann verbessert werden? Dtsch Ärztebl 90 (B): 2497–2500

Choo QL, Ku G, Weiner AJ (1989) Isolation of a cDNA clone derived from a blood borne non-A, non-B viral hepatitis genome. Science 244 (4): 359–362

Cohn EJ, Strong LE, Hughes WL jr, Mulford DJ, Ashworth JN, Melin M, Taylor HL (1946) Preparation and properties of serum and plasma proteins. IV. A system for the separation into fractions of the protein and lipoprotein components of biological tissues and fluids. J Am Chem Soc 68: 459–475

Commission of the European Communities (1991) Validation of virus removal and inactivation procedures. III/8115/89, Final 1991

Donahue JG, Muñoz A, Ness PM et al. (1992) The declining risk of post-transfusion hepatitis C virus infection. N Engl J Med 327 (6): 369–373

Gil P (1993) Transfusion-associated hepatitis C: reducing the risk. Transf Med Rev VII (2): 104–111

Glück D, Kubanek B (1993) Neuere Daten zur HIV-Epidemiologie in der BRD. In : Kretschmer V et al. (Hrsg) Transfusionsmedizin 1992/93. Beitr Infusionsther 31: 1–4

Gürtler L (1994) Rationale Diagnostik der HIV-Infektion. Dtsch Med Wochenschr 119: 425–428

Gürtler L, Schramm W (1993) Infektionsgefährdung durch Blut oder Blutbestandteile. Dtsch Med Wochenschr 118: 520–522

Hamman J, Zou J, Horowitz B (1994) Removal and inactivation of hepatitis A virus (HAV) during processing of factor VIII concentrates. Vox Sang 67 [Suppl 4]: 72–77

Honig CL, Bove JR (1980) Transfusion-associated fatalities. Transfusion 20: 653–661

Hoofnagle JH, Seeff LB, Bales ZB et al. (1978) Type B hepatitis after the transfusion with blood containing antibody to hepatitis B core antigen. N Engl J Med 298 (25): 1379–1383

Horowitz B, Wiebe ME, Lippin A, Vandersande J, Stryker MH (1985) Inactivation of viruses in labile blood derivates. II. Physical methods. Transfusion 25: 523–527

Horowitz B, Wiebe ME, Lippin A, Stryker MH (1985a) Inactivation of viruses in labile blood derivates. I. Disruption of lipid-enveloped viruse by tri(n-butyl)phosphate detergent combinations. Transfusion 25: 516–522

Iizuka H, Ohmura K, Ishijima A et al. (1992) Correlation between anti-HBc titers and HBV DNA in blood units without detectable HBsAg. Vox Sang 63: 107–111

Kommerell B, Stiehl A, Czygan P (1987) Gastroenterologie und Hepatologie. Kohlhammer, Stuttgart Berlin Köln Mainz, S 245–256

Kretschmer V (1993) Infektionsrisiken von Blut und Blutprodukten im Zeichen des sogenannten AIDS-Skandals. Infusionsther Transfusionsmed 20: 286-290

Kubanek B, Cardoso M, Glück D, Koerner K (1993) Das Risiko einer Infektionsübertragung durch Blutkomponenten. Infusionsther Transfusionsmed 20: 54–59

Lemon SM (1994) The natural history of hepatitis A: the potential for transmission by transfusion of blood or blood products. Vox Sang 67 [Suppl 4]: 19–23

Linden JV, Paul B, Dressler KP (1992) A report of 104 transfusion errors in New York State. Transfusion 32: 601–606

Manucci PM (1992) Outbreak of hepatitis A among Italian patients with hemophilia. Lancet 339: 819

Manucci PM (1993) Clinical evaluation of viral safety of coagulation factor VIII and IX concentrates. Vox Sang 64: 197–203

Maurer C, Kiehl W, Altmann D (1993) Zur HIV-Prävalenz und HIV-Inzidenz bei Blutspendern in Baden-Württemberg. In: Kretschmer V, Stangel W, Eckstein R (Hrsg) Transfusionsmedizin 1992/93. Beitr Infusionsther 31: 5–9

Mollison PL, Engelfriet CP, Contreras M (1993) Blood transfusion in clinical medicine, 9th edn. Blackwell Scientific Publications, Oxford, p 721

Nuchprayoon C, Tanprasert S, Chumnijarakij T (1992) Is routine p24 HIV antigen screening justified in Thai blood donors? Lancet 340: 1041

Oncley JL, Melin M, Richert DA, Cameron JW, Gross PM jr (1949) The separation of antibodies, isoagglutinins, prothrombin, plasminogen and ß1-lipoprotein into subfractions of human plasma. J Am Chem Soc 71: 541–550

Richtlinien der Bundesärztekammer zur Blutgruppenbestimmung und Bluttransfusion (1991) Ärzte-Verlag, Köln

Rübsamen-Waigmann H (1994) Virusinaktivierung von Plasmaprodukten – Angewendete Verfahren und ihre Sicherheit. Dtsch Med Wochenschr 119: 345–348

Sazama K (1990) Report of 355 transfusion-associated deaths: 1976 through 1985. Transfusion 30: 583–590

Sibrowski W, Penner M, Kühnl P (1993) Transfusionsbedingte Virusinfektionen: Wie groß ist das Restrisiko? Infusionsther Transfusionsmed 20 [Suppl 2]: 4–9

Simonds RJ, Holmberg SD, Hurwitz RL et al. (1992) Transmission of human immunodeficiency virus type 1 from a seronegative organ and tissue donor. N Engl J Med 326 (11): 726–32

Taliani G, Guerra E, Rosso R, Badolato MC, Luzi G, Sacco G, Lecce R, De Bac C, Aiut F (1995) Hepatitis C virus infection in hypogammaglobulinemic patients receiving long-term replacement therapy with intravenous immunoglobulin. Transfusion 35: 103–107

Uemura Y, Yang YHJ, Heldebrant CM, Takechi K, Yokoyama K (1994) Inactivation and elimination of viruses during preparation of human intravenous immunoglobulin. Vox Sang 67: 246–254

Yei S, Yu MW, Tankersley DL (1992) Partitioning of hepatitis C virus during Cohn-Oncley fractionation of plasma. Transfusion 32: 824–828

Korrespondenz: Prof. DDr. W. Sibrowski, Institut für Transfusionsmedizin, Westfälische Wilhelms-Universität, Domagkstraße 11, D-38149 Münster, Bundesrepublik Deutschland

Anwendung der PCR zur Erhöhung der Virussicherheit von Plasmapräparaten

G. Zerlauth

Molekularbiologische Kontrolle, Immuno AG,
Wien, Österreich

Blut und Plasma sind als biologische Produkte von der Problematik viraler Kontamination betroffen. Die wichtigsten hämatogenen Viren sind HIV sowie die Hepatitisviren B und C. Diese Erreger können schwere chronische Krankheiten auslösen, die nur symptomatisch behandelbar, aber nicht heilbar sind. Daher ist die Abwesenheit dieser Viren in biologischen Produkten von größter Bedeutung. Ein vorrangiges Ziel bei der Herstellung von biologischen Präparaten ist es, die Kontamination des Ausgangsmaterials zu erkennen und belastetes Material von vorne herein auszuscheiden.

An und für sich sind Plasmapräparate heutzutage so sicher wie nie zuvor. Dies wurde durch eine ganze Palette von Maßnahmen erreicht, wie Spenderbefragung, Spenderausschluß, serologische Testung der Spenden mit Assays der neuesten Generation, Sperrlagerung und Lookback Verfahren (Waytes et al., 1996). Dennoch hat es auch in jüngster Zeit vereinzelt Hinweise für Virusübertragungen durch kontaminierte Plasmaprodukte gegeben (Chudy et al., 1995). Interessanterweise konnten in jenen Präparaten, die zu einer Virusübertragung geführt hatten, Virusgenome mittels einer neu entwickelten Genamplifikationsmethode nachgewiesen werden, was die überragende Sensitivität dieser neuen Nachweismethode augenscheinlich darstellte.

Genamplifikationsmethoden arbeiten nach dem Prinzip, daß durch die Vervielfältigung große Mengen von spezifischen Nukleinsäurefragmenten der gesuchten Viren hergestellt werden.

Während man früher bei der Vermehrung genetischen Materials auf Klonierung und Vermehrung in Bakterien angewiesen war, wurde durch die von Mullis (Mullis et al., 1989) entwickelte Polymerase Kettenreaktion (PCR) erstmals eine *in vitro* Vermehrung genetischen Materials möglich. Damit wurde es möglich, kurze, ausgesuchte Fragmente von Virussequenzen so stark zu vermehren, daß sie in der Folge mit herkömmlichen Methoden sichtbar gemacht werden können.

Das Prinzip der PCR ist denkbar einfach und außergewöhnlich erfolgreich: Doppelsträngige DNA wird durch Hitze in ihre beiden komplementären Einzelstränge getrennt (denaturiert). An die getrennten Einzelstränge werden spezifische Startsequenzen (kurze Oligonucleotide, englisch Primer) angelagert, die angelagerten Primer werden darauf von einer DNA Polymerase unter Verwendung von Deoxynucleotidphosphaten (dNTPs) zu einem neuen Doppelstrang komplettiert. Jede dieser neu synthetisierten Kopien kann selbst wiederum als Matrize (englisch template) in den nachfolgenden Vermehrungszyklen dienen. So wird durch vielfache Wiederholung solcher Schritte eine exponentielle Vermehrung des ausgesuchten Abschnittes der Ausgangs-DNA erzielt (Abb. 1).

Abb. 1. Prinzip der PCR. Durch Erwärmung auf hohe Temperatur (Schmelztemperatur) erfolgt zunächst die Denaturierung (englisch denaturation): doppelsträngige DNA wird in Einzelstränge aufgetrennt. Nach der anschließenden Abkühlung kommt es zur Primer-Anbindung (englisch annealing). Primer sind kurze synthetisch hergestellte DNA Fragmente die mit den gesuchten charakteristischen DNA Sequenzen zusammenpassen. Die Anbindung erfolgt daher spezifisch am Beginn einer Zielsequenz. Nach der darauffolgenden Erwärmung findet die Primer-Verlängerung (englisch extension) statt. Ausgehend von den Primern wird im Bereich der Zielsequenz ein zweiter zur Zielsequenz komplementärer Strang hergestellt. Dieser Vorgang wird durch ein temperaturresistenzes Enzym einer DNA Polymerase unter Verwendung von dNTP's ausgeführt. Am Ende jedes Zyklus ist die DNA im Bereich der Zielsequenz verdoppelt. Das Produkt der PCR wird als Amplicon bezeichnet. Die Temperatur wird wieder bis zum Erreichen der Schmelzetemperatur erhöht und der nächste Zyklus schließt nahtlos an

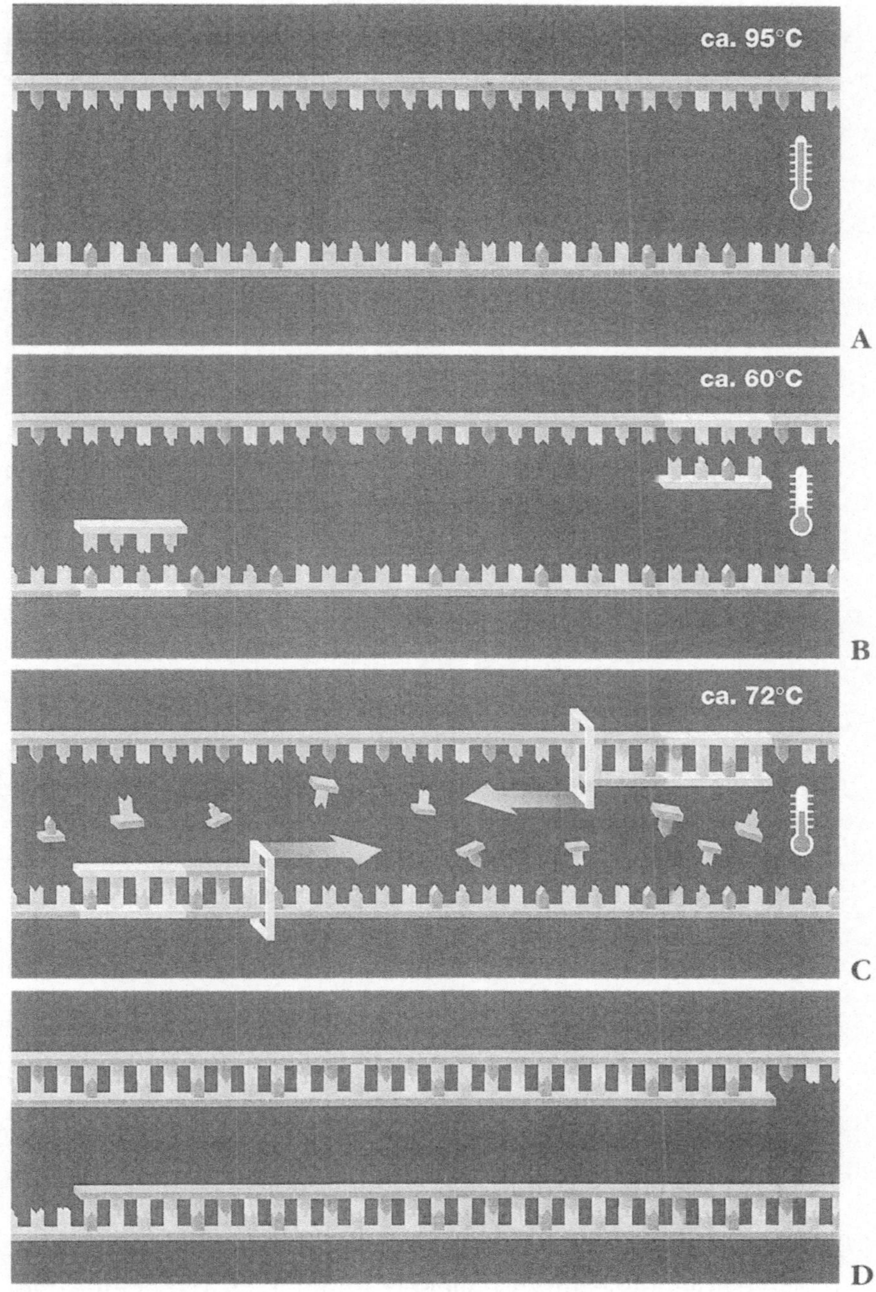

ca. 95°C
A
ca. 60°C
B
ca. 72°C
C
D

Seit Bekanntwerden der PCR wurden eine ganze Reihe von Genamplifikationsmethoden beschrieben (Birkenmayer und Mushahwar, 1991), wobei sich die PCR nach wie vor als eine der wichtigsten Genamplifikationsmethoden darstellt, da sie technisch am weitesten fortgeschritten und universell einsetzbar ist.

Das bestechendste Merkmal der Genamplifikationsmethoden ist deren ungeheuere Sensitivität: Schon wenige oder Virusgenome können damit spezifisch nachgewiesen werden. Daher haben Genamplifikationsmethoden ungeheuer rasch Eingang in verschiedenste naturwissenschaftliche Forschungsrichtungen gefunden.

Natürlich war es naheliegend, Genamplifikationsmethoden mit ihrer bisher unerreichten Sensitivität auch für das Auffinden von Viren in Blut- und Plasmaspenden zu verwenden, um damit die Virussicherheit von Plasmapräparaten zu erhöhen. Forscher der Immuno haben schon früh die Bedeutung dieser Methodik erkannt und daher rechtzeitig begonnen, die Möglichkeiten einer erfolgreichen Anwendung der PCR in der Qualitätskontrolle auszuloten. Um aber die in der Qualitätskontrolle unbedingt erforderliche Verläßlichkeit der Analysendaten auch mit dieser Methode zu erhalten, mußten erst eine Reihe recht schwerwiegender Probleme gelöst werden, bevor man an eine routinemäßige Anwendung denken konnte.

Einmal ist es paradoxerweise die extreme Sensitivität, die Schwierigkeiten bereitet, denn das Verschleppen von Virusmaterial oder von bereits amplifizierten Virussequenzen in nicht-amplifizierte Proben (carry-over) kann leicht zu falsch-positiven Resultaten führen (Kwok und Higuche, 1989). Andererseits können Plasma und Plasmaprodukte Hemmsubstanzen enthalten, die zu einer Teil- oder gar Totalhemmung der PCR führen und somit Anlaß zu falsch-negativen Ergebnissen geben können (Holodny et al., 1991).

Es war bald klar, daß für die routinemäßige Anwendung der PCR im industriellen Maßstab umfangreiche Entwicklungsarbeiten notwendig waren, um sowohl falsch-negative als auch falsch-positive Ergebnisse auszuschließen. Immuno hat daher eine qualitätsgesicherte PCR entwickelt, die als IQ-PCR bezeichnet wurde. IQ-PCR ist eine Abkürzung, die für *Immuno Qualitätsgesicherte*

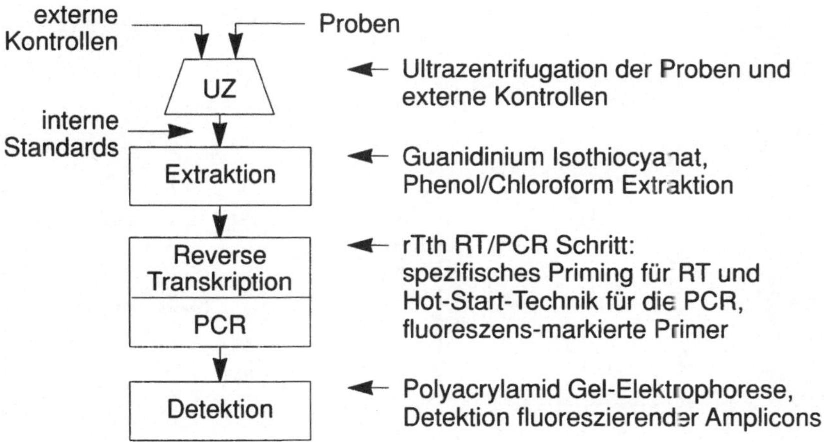

Abb. 2. Übersicht über die Methoden des IQ-PCR Assay Systems für RNA Viren

PCR steht. Hinter dieser Abkürzung verbergen sich eine ganze Reihe von methodologischen, technischen, organisatorischen und strategischen Maßnahmen, die alle dazu beitragen, verläßliche, eben qualitätsgesicherte, Resultate zu erzielen. Das IQ-PCR Assay System besteht aus einer Abfolge verschiedener Methoden (Abb. 2), die alle darauf ausgerichtet sind, verläßliche Resultate mit einem Höchstmaß an Nachweissensitivität zu erzielen. Nicht nur, daß alle Proben mittels Ultrazentrifugation angereichert werden, es wird auch die aufwendigste und verläßlichste Methode zur Präparation der Nukleinsäuren angewendet. Die Reverse Transkription und die eigentliche PCR wurden nach modernsten Gesichtspunkten optimiert und nur qualitätskontrollierte Reagenzien finden in diesen heiklen Schritten Verwendung. Die Detektion der gebildeten Amplifikate erfolgt mittels Laser-induzierter Fluoreszenz, womit sich die IQ-PCR der derzeit sensitivsten Nachweismethode bedient.

Darüberhinaus wurden bauliche und technische Voraussetzungen geschaffen, die eine möglichst verläßliche PCR unterstützen sollen. So wurden die Labors dergestalt angelegt, daß das Problem der Kreuzkontamination und der Rückwärtskontamina-

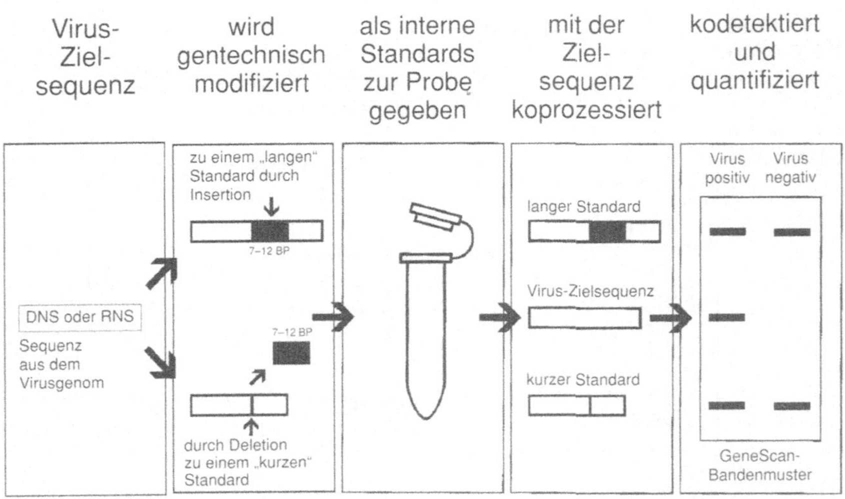

Abb. 3. Prinzip der Internen Standards; *BP* Basenpaare

tion möglichst gering gehalten werden kann (Abb. 3). Dies bedeutet, daß die einzelnen Schritte des Tests in vier verschiedenen Labors durchgeführt werden: Master Mix (Zusammenmischen der Reagenzien), Prä-PCR (Probenvorbereitung und Extraktion der Nukleinsäuren), PCR (Reverse Transkription und Amplifikation), und Post-PCR (Nachweis der gebildeten Amplifikate) finden in geographisch getrennten Labors statt, die zudem über getrennte Lüftungsanlagen verfügen und jeweils mit Überdruck (Master Mix und Prä-PCR), bzw. Unterdruck (PCR und Post-PCR) versorgt werden.

Diese baulichen und technischen Maßnahmen werden durch geeignete organisatorische Vorkehrungen unterstützt und ergänzt. So können die einzelnen Bereiche nur nach kompletten Kleiderwechsel betreten und verlassen werden. Jeder der vier Bereiche ist mit einem kompletten Satz an Geräten ausgestattet, die nicht in andere Bereiche transferiert werden dürfen. Die Arbeiten innerhalb der Bereiche finden in Laminar-Flow Werkbänken statt. Zusätzlich werden die Labors in der Nacht mit Ultraviolett-Licht bestrahlt, um im Raum vorhandene Nukleinsäuren zu zerstören.

Des weiteren nimmt auch die Ausbildung der Mitarbeiter einen zentralen Stellenwert zur Erzielung verlässlicher Resultate ein. Jeder Techniker erhält zusätzlich zur Methodikausbildung auch eine umfangreiche Einschulung in die relevanten Aspekte der Molekularbiologie und der Virologie. Proben dürfen von einem neu eingeschulten Tester erst dann getestet werden, wenn ein internes Prüfungspanel korrekt bestimmt wurde.

Der wohl wesentlichste Beitrag zur Erzielung qualitätsgesicherter PCR Resultate ist wohl die Einführung von Internen Standards. Ohne die Bedeutung der oben geschilderte Maßnahmen schmälern zu wollen, stellen die Internen Standards die Schlüsseltechnologie des IQ-PCR Assay Systems dar.

Bei den Internen Standards handelt es sich um Nukleotidsequenzen (DNA oder RNA), die nahezu identisch mit der Zielsequenz der gesuchten Viren sind. Die Internen Standards wurden durch gentechnische Maßnahmen jedoch so verändert, daß sie sich von der viralen Zielsequenz in ihrer Länge geringfügig unterscheiden. Dies wurde durch die Insertion bzw. der Deletion von wenigen Basenpaaren erzielt. Wichtig ist, daß die Primerbindungsstellen unverändert belassen wurden (Abb. 4).

Solche Internen Standards (jeweils ein insertierter und ein deletierter Standard für das jeweils zu testende Virus) werden jeder einzelnen Probe zu Beginn der Extraktion zugefügt und im Verlauf des Tests ko-extrahiert, ko-amplifiziert und ko-detektiert. Auf diese Weise ist es möglich, das IQ-PCR Assay System global über alle Einzelschritte zu kontrollieren, da jeder Arbeitsschritt den gleichen Einfluß sowohl auf die zugefügten Internen Standards als auch auf gegebenenfalls vorhandenen Viren hat. Allfällige Störeinflüsse (wie Inhibitoren) oder Fehler können so sicher erkannt und durch Testwiederholung eliminiert werden. Darüberhinaus dienen diese Internen Standards auch als „Kalibratoren", die es erlauben, nicht nur qualitative Aussagen (Test „positiv" oder „negativ"), sondern auch quantitative Aussagen zu machen. Dies ist deshalb möglich, weil die Internen Standards in genau bekannter Konzentration zugegeben werden. Daher kann aus der Signalstärke der Internen Standards auf die Viruskonzentration in der Probe geschlossen werden.

Die Auswertung der Analysen erfolgt so, daß die Amplifikate jeder einzelnen Probe größenspezifisch auf Polyacrylamidgelen

                           G. Zerlauth

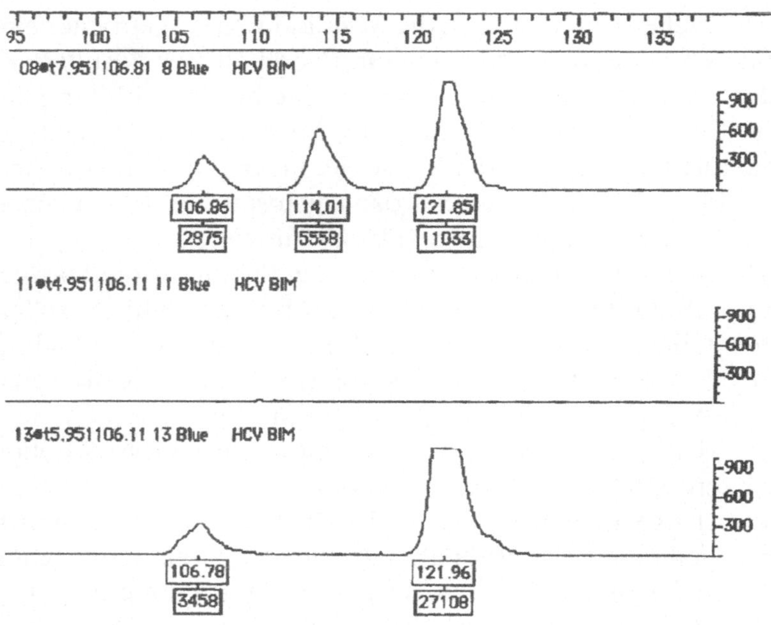

Abb. 4. GeneScan Analyse eines IQ-PCR Laufs für HCV (Ausschnitt). *Vertikale Achse:* Fluoreszenz Intensität in arbiträren Einheiten; *horizontale Achse:* Elektrophoretische Mobilität ausgedrückt in Basenpaaren. *Linker Peak:* Interner Standard, deletiert, kürzer als die Zielsequenz; *mittlerer Peak:* Zielsequenz (hier HCV); *rechter Peak:* Interner Standard, insertiert, daher länger als die Zielsequenz. *Obere Kurve:* HCV-RT-PCR Ergebnis einer positiven Probe: Interne Standards und Zielsetzung ergeben ein Fluoreszenzsignal; *mittlere Kurve:* HCV-RT-PCR Ergebnis eines ungültigen PCR Laufes: weder Interne Standards noch Zielsequenz sind detektierbar. Mögliche Ursache: PCR total gehemmt. Konsequenz: Wiederholung des kompletten Testablaufs; *untere Kurve:* HCV-RT-PCR Ergebnis einer negativen Probe: Interne Standards detektierbar, kein Fluoreszenzsignal im Bereich der Zielsequenz. In dieser Probe ist kein HCV nachweisbar

gelelektrophoretisch aufgetrennt werden (symbolisch dargestellt in Abb. 3, letztes Panel, Realdarstellung in Abb. 4). Im Falle einer virus-negativen Probe sind nur die Fluoreszenzsignale der zugefügten Internen Standards detektierbar, während kein Signal für das Virus feststellbar ist (symbolisch Abb. 3, letztes Panel, „kein Virus", real Abb. 4, unterste Kurve). Bei einer virus-positiven Probe hingegen ist neben den Signalen der Internen Standards auch ein Signal für das Virus sichtbar (symbolisch Abb. 3, letztes Panel, „Virus pos", real Abb. 4, oberste Kurve). Die besondere Stärke dieses Systems liegt jedoch in der Tatsache, daß mittels der Internen Standards falsch-negative Resultate weitgehenst vermieden werden können. Ist nämlich für eine Probe überhaupt kein Signal feststellbar (symbolisch Abb. 3, letztes Panel, keine Banden, real Abb. 4, mittlere Kurve), dann handelt es sich um eine Probe, bei der die PCR negativ verlaufen ist. Dabei kann es sich aber durchaus um eine Probe handeln, bei der wegen der Präsenz von PCR Hemmsubstanzen die Kettenreaktion nicht erfolgreich durchführbar ist. Eine negative PCR bedeutet aber nicht unbedingt eine negative Probe. Ohne Mitführung von Internen Standards würde eine derartige Probe aber zwangsläufig als „negativ" beurteilt werden, obwohl diese Probe sehr wohl mit Virus kontaminiert sein könnte. Diese Möglichkeit würde ohne Interne Standards einfach übersehen werden und könnte so leicht zu falsch-negativen Resultaten führen.

Wesentliche Voraussetzung der Anwendung eines Tests für Qualitätskontrollzwecke ist die Sicherstellung, daß der Test die angestrebten Ziele auch tatsächlich erfüllt. Dies wird mittels Validierung bewiesen. Die IQ-PCR wurde daher nach den Kriterien für „quantitative Tests auf Verunreinigungen" nach den Richtlinien des „International Commitee of Harmonization" (ICH) validiert. Dabei wurden im Rahmen einer groß angelegten Studie eine ganze Palette von Parametern überprüft [Richtigkeit, Präzision (intra-assay, inter-assay, interlaboratory); Detektionslimit; Quantifizierungslimit, Linearität, Meßbereich, Robustheit der Methode]. Die Ergebnisse dieser Studien wurden zusammengefaßt und den regulatorischen Behörden mitgeteilt und teilweise publiziert (Zerlauth, 1996).

Die IQ-PCR beschränkt sich aber nicht nur auf die Anwendung einer validierten Methode, vielmehr wird auch jeder ein-

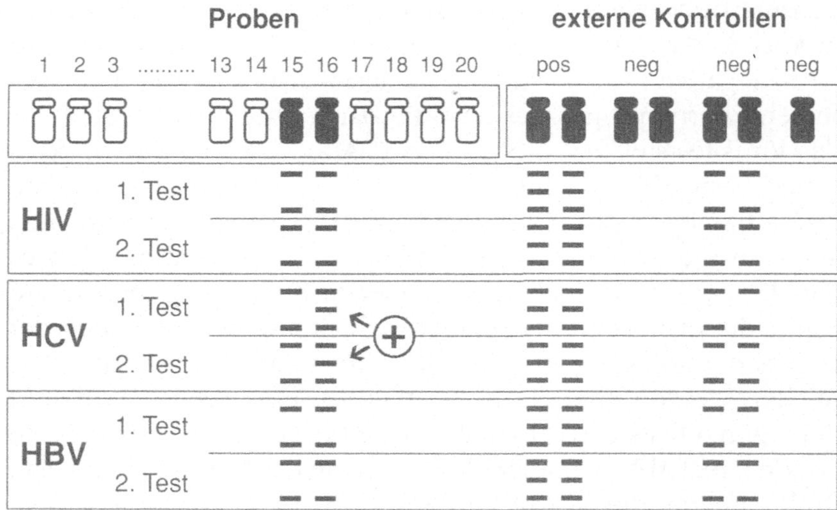

Abb. 5. Symbolische Darstellung des Ergebnisses einer vollständigen validen Probenanalyse auf HIV, HCV und HBV. Bandenmuster aus 6 einzelnen PCR Läufen bestehend aus 20 Proben mit Internen Standards plus 7 externen Kontrollen. Interpretation: 1.) „Echtzeitvalidierung" des PCR Ansatzes in Ordnung, da alle externen Kontrollen (und deren Interne Standards sofern zugegeben) korrekt detektierbar, Doppelbestimmungen ident. 2.) Echtzeitvalidierung" der Proben 15 und 16 in Ordnung, da Interne Standards korrekt detektierbar und Doppelbestimmungen ident. Probe 15 ist daher negativ für HIV, HCV und HBV, Probe 16 ist positiv für HCV, nicht jedoch für HIV oder HBV

zelne PCR Ansatz und darüber hinaus auch jede einzelne Probe in einer „Echtzeitvalidierung" auf ihre Brauchbarkeit hin überprüft.

Für die Echtzeitvalidierung (siehe Abb. 5) werden bei jedem PCR Ansatz sieben externe Kontrollen mitgeführt, die den Ansatz entweder komplett durchlaufen (sogenannte Globalkontrollen) oder nur abschnittsweise mitmachen (sogenannte Schrittkontrollen). Als Globalkontrollen kommen positive und negative Plasmaproben zur Anwendung, als Schrittkontrollen dienen virus-negative Präparationen, die nur einzelne Schritte überwachen. Bei der Auswertung eines PCR Ansatzes wird zunächst untersucht, ob die externen Kontrollen richtig erkannt wurden und ob das Ergebnis des Doppelansatzes übereinstimmt. Ebenso wird überprüft, ob die Internen Standards amplifiziert wurden. Nur wenn diese Voraussetzungen erfüllt sind, wird der PCR Ansatz als valide qualifiziert, ansonsten ist der ganze Ansatz zu wiederholen.

Nach Feststellung der Validität des PCR Ansatzes können die eigentlichen unbekannten Proben ausgewertet werden. Für jede einzelne Probe wird festgestellt, ob die zugefügten Internen Standards auch tatsächlich amplifiziert wurden. Wenn dies der Fall ist, wird die An- oder Abwesenheit eines Signals für Virusnukleinsäure überprüft und die Probe dementsprechend als positiv oder negativ klassifiziert. Fehlt ein Signal für die Internen Standards, ist die Bestimmung für diese Probe nicht valid und muß wiederholt werden. Da die Konzentrationen der zugegebenen Internen Standards bekannt sind, kann durch Vergleich der Signalstärke der Internen Standards mit der Signalstärke des Virussignals eine quantitative Aussage gemacht werden (siehe Abb. 4). Somit ist die IQ-PCR eine quantitative PCR.

Die IQ-PCR wird bei Immuno im Rahmen der Qualitätskontrolle routinemäßig zur Testung von Plasmapools und In-Prozeß Proben auf HIV, Hepatitis C Virus und Hepatitis B Virus angewendet. Nur wenn die getesteten Chargen in der IQ-PCR nicht reaktiv für die angegebenen Viren sind, werden die Chargen zur Produktion bzw. Weiterverarbeitung freigegeben. PCR-positive Proben werden aus dem Produktionsprozeß ausgeschieden und vernichtet. Mit der IQ-PCR kann daher eine kritische Virusbelastung des Ausgangsmaterials erkannt und eliminiert werden, wodurch die potentielle Virusbelastung des Produktionspools so limitiert wird, daß sie sicher um mehrere Größenordnungen unter der Virusinaktivierungs- und Virusabreicherungskapazität des Herstellungsverfahrens liegt.

Die Testung von bisher 1240 Pilot Pools, jeder repräsentativ für einen Pool von 2000 Einzelspenden, ergab einen positiven HCV Befund bei 4% der Proben und einen positiven HBV Befund bei 0,2% der Proben. Keiner der 1240 Pilot Pools war HIV-positiv. Die

Menge des zu vernichtenden Plasmas konnte mit 0.1 % sehr gering gehalten werden. Dies wurde durch das Testen von kleineren Subpools erreicht (Waytes et al., 1996). Die bisherigen Erfahrungen zeigen nicht nur, daß die IQ-PCR effektiv zur Limitierung der Virusbelastung von Ausgangsmaterial beiträgt, sondern auch, daß diese Methode durchaus ökonomisch eingesetzt werden kann, wenn die Probenvorbereitung entsprechend organisiert ist.

Durch die routinemäßige Anwendung der IQ-PCR wird ein entscheidender Zugewinn an Sicherheit erzielt. Sporadische Infektionsübertragungen infolge einer mit serologischen Tests unerkannt gebliebenen Virusbelastung des Plasmapools und/oder eines Fehlers im Herstellungsprozeß können durch diese hochempfindliche Methode verhindert werden, ohne daß die molekulare Integrität und damit die Wirksamkeit und Verträglichkeit der Plasmapräparate durch die IQ-PCR in irgendeiner Weise beeinträchtigt würde. Somit ist die IQ-PCR neben der hohen Plasmaqualität und den validierten Virusinaktivierungs-/Virusabreicherungsverfahren eine dritte „tragende Säule" der Sicherheit von Plasmaprodukten.

Literatur

Birkenmeyer LG, Mushahwar K (1991) DNA probe amplification methods. J Virol Meth 35: 117–126

Chudy M, Nübling CM, Scheiblbauer H, Willkommen H, Kurt R, Löwer J (1995) Virusübertragungen durch Blutprodukte: Mögliche Ursachen und Konsequenzen. Hämostaseologie 15: 215–219

Holodniy M, Kim S, Katzenstein D, Konrad M, Groves E, Merigan TC (1991) Inhibition of human immunodeficiency virus gene amplification by hoparin. J Clin Microbiol 29: 676–679

ICH: International Conference on Harmonization (1995) Guideline on validation of analytical procedures. Notice 60FR 11260. US Food and Drug Administration (FDA), March 1995

Kwok S, Higuchi R (1989) Avoiding false positives with PCR. Nature 339: 237–238

Mullis KB, Faloona FA, Scharf S, Saiki R, Horn G, Ehrlich H (1986) Specific enzymatic amplification of DNA in vitro. The polymerase chain reaction. Cold Spring Harb Symp Quant Biol 51: 263–273

Waytes TA, Igel H, Worotka R, Zerlauth G (1996) Plasma safety program and viral load. Hämostaseologie 16: 277–278
Zerlauth G (1996) IQ-PCR: a quality-assured and validated viral genome assay system. Hämostaseologie 16: 279–281

Korrespondenz: Univ.-Doz. Dr. G. Zerlauth, Abteilung Molekular-biologische Kontrolle, Immuno AG, Industriestraße 20, A-1221 Wien, Österreich

Sicherheit von Blut und Blutprodukten – Erfahrungen und Konsequenzen

H. Willkommen und **J. Löwer**

Paul-Ehrlich-Institut, Langen,
Bundesrepublik Deutschland

Die Sicherheit von Blut- und Blutprodukten beschäftigt die Fachwelt, die Politik und die Öffentlichkeit gleichermaßen. Das ist verständlich, da Hepatitisviren und später HIV durch Blutprodukte übertragen worden sind und damit der Öffentlichkeit bewußt wurde, daß die Anwendung von Blut und Blutprodukten auch Risiken bergen kann. Die gegenwärtige, öffentliche Diskussion berücksichtigt aber kaum adäquat die Fortschritte, die hinsichtlich der Verbesserung der Virussicherheit von Arzneimitteln aus Blut oder Plasma in den letzten Jahren erreicht worden sind.

Maßnahmen zur Sicherheit von Arzneimitteln aus menschlichem Blut oder Plasma

Virussicherheit bedeutet Ausschluß einer viralen Kontamination. Um diese zu sichern, werden die Spender nach festgesetzten Kriterien ausgewählt, die Spenden auf bestimmte virale Marker getestet und die Herstellungsverfahren auf ihre Kapazität zur Entfernung oder Inaktivierung von Viren validiert.

Für Produkte, wie zelluläre Blutkomponenten, die keinem Verfahren zur Abtrennung oder Inaktivierung von Viren unterworfen und auch nicht vor Anwendung bis zur erneuten Testung des Spenders aufbewahrt werden können, sind die Auswahl der Spender und die Testung der Spenden die entscheidenden Kriterien für die Sicherheit.

Auswahl der Spender

Die Kriterien für die Auswahl der Spender sind ständig, zuletzt 1995, aktualisiert worden (Council of Europe, 1995). Sie sind auf die Erkennung von Personen gerichtet, die ein erhöhtes Risiko für Infektionen haben könnten. Ärztliche Anamnese und Spenderbefragung werden zur Entscheidung über die Spendefähigkeit herangezogen. Inzidenz und Prävalenz von Infektionskrankheiten im Einzugsgebiet der Blutbank beeinflussen auch die Population der Blutspender, so daß vom Europäischen Parlament das Ziel formuliert wurde, die Versorgung mit Blut und Blutprodukten mit aus der gleichen Region (Europa) stammenden Blut- und Plasmakonserven zu realisieren (Kommission der Europäischen Gemeinschaften, 1994). Aufgrund des hohen Bedarfs erscheint dieses Ziel kurzfristig nicht erfüllbar.

Testung der Spenden

Transfusionsmedizinisch relevante Viren sind in Tabelle 1 aufgeführt. Infektionen mit HIV, Hepatitis-C-Viren (HCV) und in manchen Fällen Hepatitis-B-Viren (HBV) sind mit einer langfristigen Viruspersistenz ohne klinische Symptomatik verbunden. In diesen Fällen können Antikörper das Virus nicht vollständig eliminieren. Vielmehr zeigt das Vorhandensein von Antikörpern eine bestehende Infektion an, wobei im Blut mit infektiösen Viren zu rechnen ist. Manche Viren, wie bestimmte Herpesviren persistieren meist lebenslang in Leukozyten, so daß bei Applikation dieser Zellen ein empfänglicher Patient infiziert werden kann. Diese Viren, z. B. Cytomegalievirus (CMV) oder Epstein-Barr-Virus (EBV), treten endemisch auf und sind relativ stark verbreitet, so daß die Bevölkerung z. T. immun ist. Sie sind daher nur in bestimmten Fällen, z. B. bei der Behandlung immunsupprimierter Transplantatempfänger, transfusionsmedizinisch von Bedeutung. Für die Behandlung CMV-negativer Patienten mit Erythrozyten- oder Thrombozyten-Konzentraten nach Transplantation muß daher

Tabelle 1. Transfusionsmedizinisch relevante Viren

Name	Familie	Genom	Virushülle	Testung in der Blutspende	
HIV, Typ 1, 2	Retroviridae	RNA	ja	ja	AK[1]
HBV	Hepadnaviridae	RNA	ja	ja	AG[2]
HCV	Flaviviridae	RNA	ja	ja	AK[1]
HAV	Picornaviridae	RNA	nein	nein	
B19	Parvoviridae	DNA	nein	nein	
HTLV-I/II	Retroviridae	RNA	ja	nein (ja)[3]	(AK[1])
CMV	Herpesviridae	DNA	ja	(ja)[4]	(AK[1])
EBV	Herpesviridae	DNA	ja	nein	
HHV-6-8	Herpesviridae	DNA	ja	nein	

[1] Getestet werden Antikörper gegen den Erreger. [2] Getestet wird das Oberflächenprotein. HBsAg. [3] Testung auf Antikörper gegen HTLV-I/II erfolgt nur in einigen Ländern: z. B. Japan, USA, Luxemburg, Dänemark, Frankreich, Niederlande. [4] Testung auf Antikörper in ausgewählten Fällen (s. Text)

auf anti-CMV-negative Spender zurückgegriffen oder das Infektionsrisiko durch Leukozytendepletion vermindert werden.

Neuerdings werden weitere Erreger in Betracht gezogen: Parvovirus B19, Hepatitis-A-Virus (HAV), Humanes T-Zelleukämievirus Typ I und II (HTLV-I/II) und ein kürzlich auf der Basis seiner Genomstrukturen entdecktes Hepatitisvirus, Hepatitis-G-Virus (HGV).

Parvovirus B19 ist ein kleines Virus, das keine lipidhaltige Virushülle hat und gegenüber Verfahren zur Inaktivierung bemerkenswert resistent ist. Es ist in Europa endemisch; 40 - 60% der Erwachsenen haben IgG-Antikörper und sind immun. Nur in sehr seltenen Fällen (z. B. bei Schwangeren und Immunsupprimierten) ist die Infektion klinisch bedeutsam. In der kurzen virämischen Phase ist das Virus in sehr hoher Konzentration im Blut oder Plasma enthalten, bis zu 10^{10} DNA-Kopien/ ml sind möglich. Die Häufigkeit der Spende in der symptomfreien frühen Phase der Infektion ist saisonal unterschiedlich; sie wurde vom McOmish mit 1: 3.300 angegeben (McOmish et al., 1993).

HAV wird vorwiegend fäkal-oral übertragen. In den gemäßigten Regionen ist HAV nicht mehr endemisch, so daß die Immunität der Bevölkerung zurückgegangen ist. In Deutschland sind die >50 Jährigen größtenteils immun. Während der kurzen Inkubationsphase und in der frühen Krankheitsphase besteht eine Virämie. Es ist daher in seltenen Fällen eine Blutspende in dieser Phase möglich. Eine HAV-Übertragung durch Transfusion ist offensichtlich ein seltenes Ereignis, wurde aber schon beschrieben (Shehertz et al., 1984).

HTLV-I/II sind Retroviren, die durch infizierte Zellen bei Blut- oder Sexualkontakt übertragen werden können. HTLV-I ist in Japan, der Karibik und in Westafrika, HTLV-II bei süd- und nordamerikanischen Indianerstämmen endemisch. Sporadische Infektionen wurden auch aus anderen Regionen berichtet (Pauli, 1994). Die wenigen in der Bundesrepublik Deutschland bekannt gewordenen HTLV-assoziierten Infektionen betrafen Personen, die aus Endemiegebieten stammen oder eingereist sind. Eine Testung der Blutspender auf Antikörper gegen HTLV-I/II wurde deshalb in Deutschland bisher nicht eingeführt. Sie ist z. B. in Japan, den USA, in Frankreich, Luxemburg, Dänemark und in den Niederlanden vorgeschrieben.

Ein neues, offensichtlich derselben Virusgruppe wie HCV zuzuordnendes Virus, *HGV* wurde kürzlich entdeckt. H.J. Alter (1996) berichtete, daß Genomsequenzen dieses Virus in 1 bis 2 % der Blutspender nachgewiesen worden sind. In Patienten mit akuter Hepatitis konnten HGV-Sequenzen überwiegend neben HCV oder HBV nachgewiesen werden. Bisher ist nicht klar, welche klinische Relevanz dieses Virus hat (Alter, 1996). Da die Infektion zu einem relativ hohen Anteil gesunde Blutspender betrifft, wird eine geringe klinische Bedeutung angenommen. Eine Testung auf HGV-Infektion ist gegenwärtig nur durch Genomnachweis möglich.

Die Voraussetzung für die Verwendung einer Blut- oder Plasmaspende ist das eindeutige Freisein vom HBV-Oberflächenantigen, HBsAg, sowie das Freisein von Antikörpern gegen HIV und HCV. Nur HBV kann empfindlich genug durch den serologischen Nachweis des Virusantigens erfaßt werden. Die HIV- bzw. HCV-Infektion dagegen ist erst nach Immunreaktion und Bildung spezifischer Antikörper nachweisbar.

HBsAg wird bei der Virusreplikation in der Leber nicht nur in das Virus eingebaut und ist dann als Bestandteil der infektiösen Viruspartikel nachweisbar, sondern es wird in mehr als 1000facher Menge auch partikulär ins Serum abgegeben. Der HBsAg-Nachweis ist deshalb sehr gut geeignet, die Infektion empfindlich nachzuweisen. Durch die Erkennung einer, allen Serotypen des Virus gemeinsamen Antigendeterminante („a") in den kommerziellen Testen ist der Nachweis aller Serotypen möglich.

Antikörper gegen HIV Typ 1 und Typ 2 sind erst ca. 3 bis 12 Wochen nach Infektion nachweisbar. Die möglichst frühzeitige Erkennung der Infektion eines Blutspenders ist eine wesentliche Eigenschaft eines Screeningtestes. Es wird deshalb vor Zulassung durch Testung von Serokonversionspanel, d. h. einer Serie von Serumproben eines Infizierten vor und nach Serokonversion, geprüft, ob der Test in der Lage ist, die Infektion möglichst frühzeitig anzuzeigen. Die Abb. 1 zeigt drei Beispiele. Die Proben der Panel wurden auch mit dem HIV-1-p-24-Antigentest und der Polymerase-Kettenreaktion (PCR) zum Nachweis der HIV-RNA getestet. Die Ergebnisse von drei Serokonversionspanel sind unzureichend, um die Variabilität der Teste zu demonstrieren. Sie zeigen aber beispielhaft, daß verschiedene Teste mit Schwankungen von nur wenigen Tagen Antikörper erfassen können und daß die Einbeziehung der PCR in das Testprogramm zu einer früheren Erfassung der Infektion führen könnte, der p-24-Antigentest aber nur unter bestimmten Bedingungen einen Gewinn an Sicherheit bringen würde. Der p-24-Antigentest wird immer wieder als ein ergänzender Test für den Nachweis der HIV-1 Infektion in der Blutspende diskutiert. Bei einer Nachweisgrenze des Testes von 10 pg/ml p-24-Antigen ist eine Virusmenge von ungefähr 50.000 Viruspartikel/ml notwendig, um das Virus nachzuweisen. Er ist daher im Infektionsverlauf gleichzeitig oder nur wenige Tage vor dem Antikörpertest positiv und würde nur dann eine sinnvolle Ergänzung der Diagnostik sein, wenn, wie z. B. bei der Plasmapherese, der Abstand zwischen den Spenden sehr kurz ist (Burger und Kroczek, 1994).

Antikörper gegen HCV sind mit den gegenwärtigen Testen offenbar erst 1 bis 5 Monate nach Infektion nachweisbar. Eine Erhöhung der Transaminasen (ALT) tritt in der Regel früher ein, so daß die frühe Erkennung von HCV-Infektionen durch den ALT-Nachweis unterstützt wird. Im Gegensatz zur HIV-Diagnostik, wo durch Testung einer im Screening-Test reaktiven Probe im Westernblot meist zweifelsfrei eine Aussage über die Positivität der Probe gemacht werden kann, ist bei der Abklärung HCV-reakti-

    H. Willkommen und J. Löwer

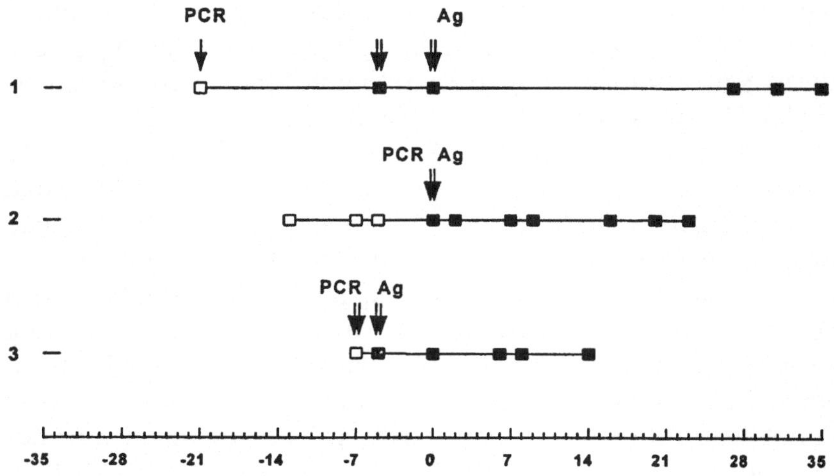

Abb. 1. Prüfung von Serokonversionspanel mit Testen zum Nachweis von Antikörpern gegen HIV-1/2, HIV-1-p24-Antigentest und der PCR. Die Abbildung stellt drei Serokonversionen dar, d. h. Plasmaproben die im zeitlichen Abstand (Tage) vor und nach Serokonversion eines Spenders erhalten wurden (Quadrate). Schwarze Quadrate stellen Proben dar, die in allen in Deutschland zugelassenen anti-HIV-1/2-Tests positiv waren und somit eine HIV-Infektion anzeigen, graue Quadrate Proben, die nur in einigen Tests ein positives Ergebnis hatten. Proben die in den anderen Tests positiv waren, HIV-1-p24-Antigentest und PCR, sind mit einem Pfeil bzw. einen Doppelpfeil gekennzeichnet. *Ergebnisse:* 1. Die Eigenschaft der Tests, zum frühen Zeitpunkt der Infektion durch Nachweis von anti-HIV-1/2 die Infektion anzuzeigen weist eine geringe Variabilität auf, in den Beispielen, Panel 1 und 3, sind es 5 Tage. 2. Ein positives Ergebnis im HIV-1-p24-Antigentest war bei Testung mit der PCR immer zu bestätigen (doppelter Pfeil); der HIV-1-p24-Antigentest kann in den drei Beispielen die Infektion nicht oder nur wenig früher anzeigen als die empfindlichsten Antikörperteste. 3. Die PCR oder andere Methoden zum Genomnachweis können eine HIV-Infektion z. T. deutlich früher detektieren, z. B. 16 Tage im Panel 1

ver ELISA-Ergebnisse durch zusätzliche Testung mit dem Ergänzungstest teilweise kein eindeutiger Befund zu erhalten. Es ist dann eine weitere Testung des Spenders, gegebenenfalls unter Einbeziehung der PCR, erforderlich.

Es wird gegenwärtig diskutiert, ob eine Erhöhung der Wirksamkeit der Testung durch die Anwendung von Methoden zum Virusgenomnachweis erreicht werden könnte. Bisher ist die Genamplifikationstechnik noch nicht so weit entwickelt, daß sie als Screeningmethode in der Blutbank eingesetzt werden könnte, jedoch wird ihre Anwendung bei der Testung von Plasmapools in Erwägung gezogen. Sie könnte zur Verminderung der Virusbelastung der Pools, insbesondere hinsichtlich HCV, beitragen (Nübling et al., 1995).

Quarantänelagerung

Zur Verminderung des Übertragungsrisikos für nicht-inaktivierte Produkte wird in Deutschland seit 1.1.1995 die Quarantänelagerung für Frischplasma gefordert, soweit es nicht einem wirksamen Verfahren zur Virusinaktivierung unterworfen ist (Bundesgesundheitsamt, 1993). Die Quarantänelagerung, die eine Freigabe der Präparate erst nach erneuter Testung des Spenders nach 6 Monaten erlaubt, wurde auch für tieftemperaturkonservierte, zelluläre Blutzubereitungen angeordnet, soweit sie länger als 12 Monate haltbar sind. Die Quarantänelagerung ist eine wirksame Maßnahme für die Minderung des Übertragungsrisikos der HIV- und HCV-Infektion, da die frische HIV-Infektion spätestens nach 4 Monaten, eine frische HCV-Infektion spätestens nach 6 Monaten durch die anti-HIV- bzw. anti-HCV-Testung erkennbar ist. In der akuten Phase der HBV-Infektion ist HBsAg meist nur kurze Zeit nachweisbar. Die Wirksamkeit der Quarantänelagerung ist daher hinsichtlich der Verminderung der HBV-Übertragungsrisikos von der Spendefrequenz abhängig.

Validierung der Herstellungsverfahren auf ihre Kapazität zur Entfernung oder Inaktivierung von Viren

Plasmaprodukte, wie inaktiviertes Frischplasma, Gerinnungsfaktoren, Immunglobuline und Albumin, werden aus einer großen

Menge Einzelplasmen, dem Plasmapool, hergestellt. In Abhängigkeit von der Art des Produktes werden Pools von 500 l oder Pools von bis zu 10.000 l verarbeitet. Eine einzige, unerkannt virushaltige Spende kontaminiert den gesamten Pool. Sollen daher aus einem Pool Präparate hergestellt werden, müssen die eingesetzten Herstellungsverfahren in der Lage sein, Viren unterschiedlicher Art und Eigenschaften zuverlässig zu entfernen oder zu inaktivieren. Um eine ausreichende Sicherheitsreserve zu erreichen, muß die Kapazität des Verfahrens geeignet sein, eine weit größere Menge Virus zu entfernen oder zu inaktivieren, als unter ungünstigsten Bedingungen im Plasmapool zu erwarten ist. Die Produktion der Präparate muß darüberhinaus so organisiert und kontrolliert sein, daß ein sicherer Verfahrensablauf garantiert ist und Fehler, die die Sicherheit der Produkte in Frage stellen würden, ausgeschlossen sind.

Als Teil der Zulassungsdokumentation ist für alle Arzneimittel aus Blut oder Plasma der experimentelle Nachweis vorzulegen, daß das Herstellungsverfahren Schritte zur effektiven Entfernung oder Inaktivierung von Viren enthält (Council Directive, 1989). In einer Leitlinie des Arzneispezialitätenausschusses (CPMP) sind Empfehlungen zur Durchführung und Bewertung von Virusvalidierungsstudien gegeben (CPMP, 1996a). Die Leitlinine wurde schon 1991 vom CPMP verabschiedet, aber 1995 überarbeitet, um sie dem aktuellen Stand des Wissens anzupassen. Eine weitere Leitlinie des CPMP (1996b), die auch 1995 in einigen Teilen aktua-

Tabelle 2. Forderungen an die Kapazität des Herstellungsverfahrens zur Entfernung oder Inaktivierung von Viren [CPMP/269/95 (CPMP, 1996b)]

Part 5.2.: Virus inactivation/removal:

- All production processes should incorporate *effective validated steps* for the inactivation/removal of a wide range of viruses of diverse physico-chemical characteristics.
- In many cases it is desirable to incorporate *two distinct effectiv steps* which complement each other in their mode of action.
- Developing methods to inactivate/remove viruses should be an continuing process.

---

lisiert worden ist, präzisiert die allgemeinen Empfehlungen zur Durchführung von Virusvalidierungsstudien für Plasmaprodukte und formuliert u. a. die an Herstellungsverfahren für Plasmaprodukte zu stellenden Forderungen (Tabelle 2).

Die Virussicherheit von Plasmapräparaten ist nur zu beurteilen, wenn eine experimentelle Überprüfung des jeweiligen Herstellungsverfahrens vorgenommen wird. Die experimentellen Studien müssen die für die Eliminierung oder Inaktivierung von Viren wesentlichen Verfahrensschritte erkennen lassen und ihre Zuverlässigkeit belegen. Das bedeutet, daß die Stufen des Verfahrens einzeln auf ihre Effizienz untersucht werden müssen und die Studien so anzulegen sind, daß sie den Mechanismus, der der Reduktion des Virusgehaltes zugrunde liegt (z. B. Entfernung durch Verteilung in nicht weiterverarbeitete Zwischenprodukte oder Inaktivierung), so weit wie möglich erkennen lassen. Sie sollen mit den für die Transfusionsmedizin relevanten Viren (HIV, teilweise HAV) bzw. geeigneten Modellviren (z. B. Bovines Diarrhoe Virus als Modellvirus für HCV) sowie mit in ihrem physikochemischen Verhalten unterschiedlichen Viren durchgeführt werden, um die Leistungsfähigkeit der Verfahren im Hinblick auf verschieden Viren zu charakterisieren.

Viren mit lipidhaltiger Virushülle, wie HIV, HCV und HBV, unterscheiden sich häufig in ihrem Verhalten von Viren ohne lipidhaltige Hülle, wie HAV oder Parvoviren. Sie können eine andere Verteilung bei der Fraktionierung aufweisen und unterscheiden sich in ihrer Inaktivierungskinetik. So sind nicht-lipidumhüllte Viren bei der Hitzeinaktivierung im allgemeinen resistenter als umhüllte Viren, können erwartungsgemäß nicht durch lipidlösende, organische Lösungsmittel (z. B. Solvens/Detergenz-Verfahren) inaktiviert werden und sind aufgrund ihrer geringen Größe schwieriger durch Filtrationsverfahren abzutrennen als Viren mit lipidhaltiger Virushülle.

Im Ergebnis der Virusvalidierungsstudie wird ein Reduktionsfaktor bestimmt, der die Fähigkeit des Verfahrensschrittes ausdrückt, den Virusgehalt um einen bestimmten Faktor zu reduzieren. Die Höhe des Reduktionsfaktors allein ist aber für die Bewertung eines Verfahrensschrittes nicht ausreichend, u. a. muß das Design der Studie den Anforderungen entsprechen, Empfindlichkeit und Reproduzierbarkeit des Virusnachweises müssen belegt und Parameter, die die Effektivität der Entfernung oder Inaktivierung beeinflussen können, untersucht sein. Bei der Inaktivierung von Viren sind die Kinetik und eine gegebenenfalls vorliegende Restinfektionsität am Ende des Verfahrensschrittes zu beachten. Die Reduktion des Virusgehaltes durch Verteilung in Fraktionen, die aus dem weiteren Verfahrensablauf entfernt werden, ist häufig variabel und ändert sich mit geringen Abweichungen in den Prozeßparametern. Diese Beispiele sollen zeigen, daß eine Vielzahl von Fakten in die Bewertung der experimentellen Ergebnisse der Prüfung von Verfahren und letztendlich der Bewertung der Virussicherheit der Blutprodukte einbezogen werden müssen. Die Aufzählung von Reduktionsfaktoren, wie sie von der Pharmaindustrie zur Werbung für ihre Produkte häufig vorgenommen wird, ist für die Darstellung der Virussicherheit der Produkte unzureichend und zum Teil als irreführend zu verurteilen.

Virussicherheit von Blut und Blutprodukten

Zelluläre Blutpräparate

Zelluläre Blutpräparate, Erythrozyten- und Thrombozytenkonzentrate, werden aus Einzelspenden gewonnen. Patientenbezogen werden Thrombozytenkonzentrate teilweise aus mehreren Spenden zusammengefaßt, so daß Kleinpoolpräparate entstehen. Zelluläre Blutkomponenten können bisher nicht inaktiviert werden. Ihre Lagerfähigkeit ist begrenzt [Thrombozyten 5 Tage, Erythrozyten bis zu 42 Tage (Council of Europe, 1995)], so daß eine Quarantänelagerung zur Erhöhung der Virussicherheit nicht anwendbar ist. Das bedeutet, daß es bei Versagen eines Testes oder der nicht sachgemäßen Durchführung der Testung zu einer Virusübertragung kommen kann. Das Risiko einer Virusübertragung durch die Anwendung zellulärer Blutpräparate wird in Deutschland gegenwärtig für HIV auf 1 Infektion bei 1 bis 3 Mio Anwendungen, für HCV auf weniger als 1 Infektion bei 40.000 Anwendungen und für HBV auf 1 bis 4 Infektionen bei 200.000 Anwendungen geschätzt (Caspari et al., 1995).

Eine Erhöhung der Virussicherheit dieser Produkte wäre denkbar durch Einbeziehung von Genomamplifikationstechniken (GAT, z. B. PCR) in die Testung der Spenden, die eine Verkürzung des diagnostischen Fensters insbesondere bei der HCV-Infektion bewirken könnte. Gegenwärtig sind GAT für die Routineanwendung noch nicht geeignet. Sie würden erhebliche Kosten verursachen.

Inaktiviertes Plasma

Für die Inaktivierung von Plasma werden gegenwärtig zwei Methoden in großem Umfang angewendet: das Methylenblau-Verfahren und das Solvens/Detergenz-Verfahren. Das Methylenblau-Verfahren wird an der Einzelspenden angewendet; nach einem Frier/Tau-Zyklus zur Zerstörung von Zellen und gegebenenfalls zur Freisetzung von Viren wird das Plasma mit Methylenblau (1 µM/I) versetzt und nachfolgend einer Bestrahlung ($\geq$ 45.000 Lux, 1 h) ausgesetzt. Das Plasma wird anschließend tiefgefroren gelagert. Es wurde gezeigt, daß das Verfahren zur Inaktivierung lipid-umhüllter Viren wirksam ist, teilweise wurden auch Viren ohne lipidhaltige Virushülle zerstört (Mohr et al., 1993).

Das Solvens/Detergenz-Verfahren ist sehr wirksam zur Inaktivierung umhüllter Viren, wie HIV, HCV und HBV, da es an der lipidhaltigen Hülle des Virus angreift und diese zerstört. Da nicht-umhüllte Viren, wie HAV und Parvovirus B19, keine lipidhaltige Hülle haben, ist das Reagenz bei ihnen unwirksam. Da das Reagenz nach Inaktivierung durch chromatographische Verfahren wieder entfernt werden muß, wird es am Plasmapool angewendet. Der Nachteil der Poolung, nämlich die Möglichkeit, daß eine einzelne infektiöse Spende den gesamten Pool kontaminieren kann, wird durch die Effektivität der Inaktivierung gegenüber lipidumhüllten Viren ausgeglichen. Eine möglicherweise bestehende Kontamination mit Viren ohne lipidhaltige Virushülle (HAV oder B19), kann durch das Inaktivierungsverfahren nicht beseitigt werden. Sie besteht daher fort, wird aber wohl durch die im Pool immer vorhandenen Antikörper neutralisiert. Virusübertragungen durch S/D-inaktiviertes Plasma sind daher bisher nicht bekannt geworden.

     H. Willkommen und J. Löwer

Gerinnungsfaktoren

Alle gegenwärtig angewendeten Verfahren zur Herstellung von Gerinnungsfaktoren enthalten mindestens einen Schritt zur Inaktivierung von Viren (Tabelle 3). Teilweise sind schon Präparate auf dem Markt, die bei der Herstellung zwei Inaktivierungsschritten unterworfen werden. So wird z. B. das S/D-Verfahren mit einer Hitzebehandlung am Endprodukt kombiniert, es werden

Tabelle 3. Verfahren, die allein oder in Kombination für die Eliminierung/ Inaktivierung von Viren eingesetzt werden

Prinzip	Verfahren	angewendet bei der Herstellung von
Hitze	Pasteurisierung: 10 h, 60°C in Lösung	Gerinnungsfaktoren Immunglobulin Albumin[1]
	Lyophilisat bei erhöhtem Dampfdruck: einstufig: 60°C über 10 h od. zweistufig: zusätzlich 80°C über 1 h	Gerinnungsfaktoren
	trockene Hitzbehandlung des lyophilisierten Endproduktes: 60°C über 144–153 h oder 80°C über 72 h oder 100°C über 30 min	Gerinnungsfaktoren
S/D-Verfahren	0,3 % TNBP in Kombination mit 1 % Tween 80 oder 1% Triton X 100	Gerinnungsfaktoren Immunglobuline
Abtrennung	Rückhaltung von Viren durch Filtration	Gerinnungsfaktoren Immunglobuline

[1] Inaktivierungsverfahren vorgeschrieben durch die Monographie der EurPharm (1995)

verschiedene Hitzebehandlungen angewendet oder die Hitzebehandlung in Kombination mit einem Filtrationsverfahren durchgeführt.

Die jetzt eingesetzten Verfahren zur Herstellung von Gerinnungsfaktoren sind für die Eliminierung und Inaktivierung von umhüllten Viren – insbesondere HIV – sehr effektiv.

Bei der Anwendung von S/D-inaktivierten Faktor-VIII-Konzentraten hat es in einigen Fällen eine HAV-Übertragung durch das Präparat gegeben (Manucci et al., 1994; CDC, 1996). Das ist dadurch zu erklären, daß das angewendete Inaktivierungsverfahren (S/D-Verfahren), wie schon ausgeführt, HAV nicht zerstören kann und das Fraktionierungsverfahren HAV nicht entfernt. Es ist deshalb anzuraten, Hämophilie-A-Patienten, die mit solchen Präparaten behandelt werden sollen, die nur den S/D-Schritt zur Inaktivierung/Eliminierung von Viren enthalten, auf ihre Immunität gegenüber einer HAV-Infektion zu testen und gegebenenfalls zu impfen (CPMP, 1994).

Bei der Herstellung von Gerinnungspräparaten besteht das Problem, daß bei Kontamination des Ausgangsmaterials mit Parvovirus B19 das Virus in das Produkt gelangen kann (Lefrère et al., 1994; Santagostine et al., 1994). Alle Inaktivierungsverfahren (Tabelle 3) sind nicht oder nur teilweise (Hitzeverfahren) in der Lage, Parvovirus B19 zu inaktivieren. Teilweise wird eine Reduktion der möglicherweise im Ausgangsmaterial vorhandenen Virusmenge durch das Fraktionierungsverfahren erreicht. Ingesamt ist gegenwärtig jedoch eine Kontamination von Gerinnungsfaktoren mit B19 nicht sicher auszuschließen. Durch die hohe Prävalenz des Virus in der Bevölkerung und die daher geringe Empfänglichkeit der Patienten ist diese momentan nicht völlig vermeidbare Kontamination nur in wenigen Fällen ein Risiko für den Patienten.

Immunglobuline

Immunglobuline werden in der Regel durch fraktionierte Fällung mit Äthanol gewonnen und anschließend weiter gereinigt, insbesondere um ein für die intravenöse Anwendung geeignetes Produkt zu erhalten. Teilweise werden Inaktivierungsverfahren, wie Hitze und S/D-Verfahren (Tabelle 3), bei der Herstellung eingesetzt. Wirksam für die Virus-Inaktivierung können aber auch Verfahrensschritte sein, wie Inkubation bei niedrigem pH und/oder erhöhten Temperaturen, Zusatz von Detergenzien u. a., die zunächst für die Reinigung und die Verbesserung der Verträglichkeit des Produktes eingeführt worden sind. Die Aktivität der Immunglobuline unterstützt die Virussicherheit des Produktes.

Eine Übertragung von HIV durch Immunglobuline war auch in den 80er Jahren, als HIV-Infektionen unter Spendern angenommen werden müssen, nicht beobachtet worden und man hielt deshalb Immunglobuline zunächst für sichere Arzneimittel, die keiner Inaktivierung bedürfen. Bei der intravenösen Anwendung von Immunglobulinen waren aber in einzelnen Fällen HCV-Infektionen aufgetreten, so daß daraus sowie aus experimentellen Studien, die belegten, daß die Äthanolfraktionierung allein keine ausreichende Kapazität zur Entfernung von Viren hat, die Schlußfolgerung gezogen wurde, nur noch Präparate zur Anwendung zuzulassen, die bei der Herstellung einem effektiven Schritt zu Virusinaktivierung unterzogen wurden. Das ist heute realisiert. Gleiche Forderungen werden jetzt auch für Immunglobuline zur intramuskulären Anwendung gestellt (CPMP, 1996b).

Humanalbumin

Humanalbumin wird parallel zur Immunglobulingewinnung durch Äthanol-Fraktionierung gewonnen. Zur Inaktivierung wird das flüssige Endprodukt 10 h auf 60°C erhitzt (EurPharm, 1995). Die Inaktivierung ist sehr effektiv. Virusübertragungen durch Albumin wurden bisher nicht beobachtet.

Schlußfolgerung

Die Virusicherheit von Präparaten aus Blut oder Plasma ist in den letzten Jahren deutlich erhöht worden: durch die Erhöhung der Sensitivität der Tests für das Screening der Spenden und durch die Verbesserung der Verfahren zur Herstellung der Präparate. Dennoch bestehen Probleme fort, insbesondere in der Möglichkeit der Entfernung und Inaktivierung von Viren ohne lipidhaltige Virushülle (z. B. Parvovirus B19) bei Gerinnungsfaktoren. Hier ist die

Industrie aufgefordert, nach weiteren Methoden zu suchen und diese für die Produktion verfügbar zu machen. Die Anwendung von mehr oder wirkungsvolleren Methoden zur Inaktivierung von Viren ist aber immer nur möglich, wenn die biologischen Eigenschaften der Präparate erhalten bleiben. Nur Arzneimittel, die wirksam, verträglich und sicher sind, dürfen in den Arzneimittelverkehr gebracht werden.

Literatur

Alter HJ (1996) The cloning and clinical implications of HGV and HGBV-C. N Engl J Med 334: 1536–7

Bundesgesundheitsamt (1993) Bekanntmachung über die Zulassung und Registrierung von Arzneimitteln. Abwehr von Arzneimittelrisiken, Stufe II: Verminderung der Übertragung des Erworbenen Immundefektsyndroms (AIDS) und von Hepatitis bei Empfängern von nicht mit vom BGA anerkannten Methoden zur Virusinaktivierung/-eliminierung behandeltem, gefrorenem bzw. gefriergetrocknetem Frischplasma sowie tieftemperaturkonservierten, zellulären Blutzubereitungen humanen Ursprungs mit einer Haltbarkeit von mindestens 12 Monaten durch Quarantänelagerung des Arzneimittels bzw. dessen Ausgangsmaterials, obligatorische Zweituntersuchung des Ausgangsspenders nach Ablauf der Quarantänefrist und Ausschluß von potentiell kontaminierten Einzelspendern vom 30. Juli 1993. BAnz. Nr. 156 vom 21. August 1993, S 7870

Burger R, Kroczek R (1994) Bewertung des HIV-1-p-24-Antigentests bei Blut- und Plasmaspenden. Bundesgesundhbl 3/94: 143

Caspari G, Gerlich WH, Hilfenhaus J, Kretschmer V, Kubanek B, Montag-Lessing Th, Willkommen H (1995) Infektionssicherheit von Blutkomponenten und Plasmaderivaten. In: Leitlinien zur Therapie mit Blutkomponenten und Plasmaderivaten. Deutscher Ärzteverlag, Köln

CDC (1996) Hepatitis A among persons with hemophilia who received clotting factor concentrates – Unites States, September – December 1995. MMWR 45: 29–32

Council Directive of 14 June 1989 extending the scope of Directives 65/65/EEC an 75/319/EEC on the approximation of provisions laid down by law, regulation or administrative action relating to proprietary medicinal products an laying down special provisions for medicinal products derived from human blood or human plasma (89/381/EEC), OJ No L 181/44 vom 28. 6. 1989

Council of Europe (1995) Guide to the preparation, use and quality assurance of blood components. Council of Europe Press

CPMP (1994) Background document on medicinal products derived from human blood or plasma. Brüssel, 16. März 1994

CPMP (1996a) Ad Hoc Working Party on Biotechnology/Pharmacy. Note for Guidance on Virus Validation Studies: the design, contribution and interpretation of studies validating the inactivation and removal of viruses. CPMP/268/95, 29. Februar 1996

CPMP (1996b) Ad Hoc Working Party on Biotechnology/Pharmacy. Note for Guidance on Plasma Derived Medicinal Products, revised. CPMP/269/95, 13. März 1996

EurPharm (1995) Albumini Humani Solutio, 2nd edn. Pt II. 255

Kommission der Europäischen Gemeinschaften (1994) Mitteilung der Kommission über die Sicherheit von Blut und die Selbstversorgung mit Blut in der Europäischen Gemeinschaft vom 21. 12. 1994

Lefrère J-J, Marotti M, Thauvin M (1994) B19 parvivirus DNA in solvent/detergent-treated anti-hemophilia concentrates. Lancet 343: 211–212

Manucci PM, Gdovin S, Gringeri A, Colombo M, Mele A et al. (1994) Transmission of hepatitis A to patients with hemophilia by factor VIII concentrates treated with organic solvent and detergent to inactivate viruses. Ann Intern Med 120: 1–7

McOmish F, Yap PL, Jordan A, Hart H, Cohen BJ, Simmonds P (1993) Detection of parvovirus B19 in donated blood: a model system for screening by polymerase chain reaction. J Clin Microbiol 31 (2): 323–8

Mohr H et al. (1993) Photo-inactivation of viruses in therapeutical plasma. Dev Biol Stand 81: 177–83

Nübling CM, Willkommen H, Löwer J (1995) Hepatitis C transmission assocciated with intravenous immunoglobulins. Lancet 345: 1174

Pauli G (1994) Diagnostische Bibliothek Nr. 27: Humanes T-Zell-Leukämie-Virus (HTLV) 1 und 2. In-vitro Diagnostika Nachrichten 27: 1–6

Santagostine E, Mannucci PM, Gringeri A, Azzi A, Morfini M (1994) Eliminating parvovirus B19 from blood products. Lancet 343: 798

Shehertz RJ, Russell BA, Reuman PD (1984) Transmission of hepatitis A by transfusion of blood products. Arch Intern Med 144: 1579–80

Korrespondenz: Dr. H. Willkommen, Paul-Ehrlich-Institut, Fachbereich Virussicherheit, Paul-Ehrlich-Straße 51, D-63225 Langen, Bundesrepublik Deutschland

SpringerMedizin

Gerhard Lanzer (Hrsg.)

Transfusionsmedizinische Therapiekonzepte zur Blutkomponentensubstitution

1. Grazer Konsensus-Tagung „Transfusionsmedizin"
der Österreichischen Gesellschaft für Blutgruppenserologie
und Transfusionsmedizin, 4. bis 6. März 1993

1994. 42 Abbildungen. XV, 466 Seiten.
Broschiert DM 128,–, öS 896,–
ISBN 3-211-82544-4

Das Buch behandelt den Gesamtbereich der Transfusionsmedizin
und stellt das Thema an Hand der Ergebnisse einer Konsensuskonferenz dar. Im Rahmen dieser internationalen Round Table
Veranstaltung wurden Untersuchungs- und Herstellungsmethoden
sowie Indikationsrichtlinien für den Bereich Transfusionsmedizin
behandelt. Die Risiken der Fremd- und Eigenbluttransfusion zum
Fragenkomplex Blut und Blutkomponenten werden in ein den Tat-
sachen entsprechendes Licht gerückt. Der Band bietet einen hervor-
ragenden Überblick über die Grundlagen und die praktische
Ausführung und bringt dem Arzt das neu entstandene Sonderfach
„Transfusionsmedizin und Immunhämatologie bzw. Blutgruppenserologie" näher.

SpringerWienNewYork

Sachsenplatz 4-6, P.O.Box 89, A-1201 Wien, Fax +43-1-330 24 26,
e-mail: order@springer.at, Internet: http://www.springer.at
New York, NY 10010, 175 Fifth Avenue • Heidelberger Platz 3, D-14197 Berlin
Tokyo 113, 3-13, Hongo 3-chome, Bunkyo-ku

SpringerMedicine

Helmut Schenkel-Brunner

Human Blood Groups

Chemical and Biochemical Basis of Antigen Specificity

1995. 145 figures. XI, 437 pages.
Soft cover DM 141,–, öS 986,–
ISBN 3-211-82705-6

This monograph covers the entire field of blood group serology, with its main emphasis on the chemical and biochemical basis of blood group specificity. Full consideration is given to molecular biology investigations, in particular to studies on the structure of blood group genes and the molecular biological basis of alleles and rare blood group variants, whereby relevant literature up to and including 1994 is covered. The text is supplemented by numerous illustrations and tables, and detailed reference lists. This book offers a concise survey for use by blood bankers and researchers in biochemistry, blood group serology, immunohematology, forensic medicine, population genetics, and anthropology.

SpringerWienNewYork

Sachsenplatz 4-6, P.O.Box 89, A-1201 Wien, Fax +43-1-330 24 26,
e-mail: order@springer.at, Internet: http://www.springer.at
New York, NY 10010, 175 Fifth Avenue • Heidelberger Platz 3, D-14197 Berlin
Tokyo 113, 3-13, Hongo 3-chome, Bunkyo-ku

Springer-Verlag
und Umwelt

ALS INTERNATIONALER WISSENSCHAFTLICHER VERLAG sind wir uns unserer besonderen Verpflichtung der Umwelt gegenüber bewußt und beziehen umweltorientierte Grundsätze in Unternehmensentscheidungen mit ein.

VON UNSEREN GESCHÄFTSPARTNERN (DRUCKEREIEN, Papierfabriken, Verpackungsherstellern usw.) verlangen wir, daß sie sowohl beim Herstellungsprozeß selbst als auch beim Einsatz der zur Verwendung kommenden Materialien ökologische Gesichtspunkte berücksichtigen.

DAS FÜR DIESES BUCH VERWENDETE PAPIER IST AUS chlorfrei hergestelltem Zellstoff gefertigt und im pH-Wert neutral.